KB201301

동네 병원
인문학

동네 병원 인문학: 30년 내과 전문의가 말하는 병, 치료 그리고 삶

발행일
초판 1쇄 2025년 2월 28일

지은이
이여민

펴낸이
김현경

펴낸곳
북드라망
주소. 서울시 종로구 사직로8길 34 307호(경희궁의아침 3단지)
전화. 02-739-9918
팩스. 070-4850-8883
이메일. bookdramang@gmail.com

ISBN
979-11-92128-59-7 03510

책으로 여는 지혜의 인드라망, 북드라망 bookdramang.com

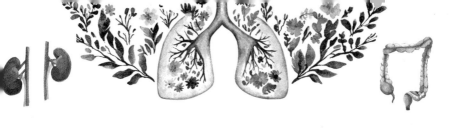

30년 내과 전문의가 말하는
병, 치료 그리고 삶

동네 병원
인문학

이여민 지음

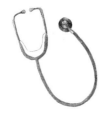

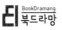

BookDramang
북드라망

차례

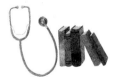

일러두기

1. 이 책에 등장하는 환자의 사례는 개인 정보 보호를 위해 이름, 나이, 직업, 거주지 등 일부 정보를 변경하거나 조합하여 각색하였습니다.

2. 이 책에 나오는 인용문의 출처는 해당 인용출처가 처음 나오는 곳에 자세한 서지사항을 밝혔으며 이후에는 저자명, 서명, 쪽수만을 간단히 밝혀 주었습니다. (예시: 안도균, 『동의보감, 양생과 치유의 인문의학』, 273쪽)

3. 단행본·정기간행물의 제목에는 겹낫표(『』)를, 단편 등에는 홑낫표(「」)를, 영화나 드라마 등 영상물에는 가랑이표(〈〉)를 사용했습니다.

4. 외국 인명·지명 등의 고유명사는 2017년에 국립국어원에서 개정한 외래어표기법을 따라 표기했습니다.

머리말

출근이 즐거워진 의사

50대 초, 여행으로 병원을 자주 비우던 나에게 큰딸이 인문학 공부를 권했다. 고미숙 선생님의 『사랑과 연애의 달인, 호모 에로스』를 읽고 감명받은 딸이 인문학 공동체에서 하는 강의를 들어 보라는 것이었다. 그렇게 인문학 공부를 시작하면서 나의 일상에는 큰 변화가 일어났다. 인문학 공동체에서는 10대부터 70대까지 다양한 연령대의 학인들이 함께 공부하며 우정을 쌓는다. 병원에서 만난 환자들과 동창 친구들이 전부였던 나에게 새로운 친구들이 생긴 것이다. 책을 같이 읽고 토론하며 인문학을 배우는 시간은 여행만큼 즐거웠다.

왕양명王陽明(1472~1529, 명나라의 철학자이자 양명학의 창시자)은 『전습록』傳習錄에서 '일터가 곧 공부터'(사상마련事上磨鍊: 공부하는 곳이 따로 있는 것이 아니다. 일하는 곳이 바로 공부하는 곳이다)라고 한다. 공부와 일상이 따로 있지 않다는 말이다. 인문학 공부를 통해 나의 병원도 직장이지만 단순히 일하는 곳이 아니라, 진료 시간을 통해 사람과 사람이 만나 끊임없이 성장을 독려하는 배움터라고 생각하게 되었다. 인문학을 공부할수록 진료하는 일이 더 재미있어졌다. 10년이면 강산이 변하듯이 10년 동안 인문학을 공부하면서 서서히 나도 달라졌다. 직장인 대부분처럼 매일 아침 출근하기가 버거운 원장이었던 나는 인문학을 공부하면서 출근이 즐거워진 의사가 되었다.

명의가 되려고 하지 마세요!

인문학 공부 현장에서 들었던 가장 충격적인 말은 "명의가 되려고 하지 마세요!"였다. 들은 지 오래되어서 이 말이 나오게 된 맥락은 뚜렷이 기억나지 않는다. 그러나 이 말을 해주신 분은 잊을 수 없다. 인문학 공부터인 '감이당'에서 과학 강의와 멘토링을 해주시던 정화 스님이다. 의사라면 당연히 명의가 되고 싶지 않은가? 그리고 나는 자칭타칭 대방동 명의라고 생각했다. 이런 자신감이 있어서 가끔 병원을 비워도 환자들이 나를 믿기 때문에 계속 진료하러 온다고 확신했었다. 그런데 왜 명의가 되지 말라고 하는 것일까?

하여튼 이 말을 화두 삼아 인문학 공부를 계속했다. 그러다 고미숙 선생님의 『위생의 시대』를 읽으면서 '위생 권력'을 알았다. 강의를 듣는 당시 내가 무의식적으로 환자들에게 명령하고 있었다는 것을 알아서 매우 불편했고, 명령하는 어투를 고쳐야겠다고 받아들였다. 물론 머리로 이런 사실을 알았다고 환자를 대하는 태도가 금방 바뀌는 것은 아니었다.

그러던 어느 날 진료실에서 한 환자가 나에게 화를 내며 소리치는 일이 일어났다. "술을 이렇게 많이 먹으면 어떡합니까? 또, 운동하지 않으시면 큰일이 나요" 하고 말한 나에게 그 환자는 "잔소리가 너무 심해서 매우 기분이 나쁘다"며 화를 버럭 냈다. 이 상황이 황당하고 억울해서 마음에 깊이 남았다. 그로부터 몇 달 뒤 명상 수행을 하러 갔을 때 최근에 가장 화났던 일을 나누는 시간이 생겨 이 사건을 말했다. 이야기를 다 들은 명상 지도자가 나에게 다시 질문했다. "환자는 의사에게 화내면 안 되나요?" 너무 놀랐다. '의사가 환자를 치료하기 위해서 하는 말인데, 환자가 이 말에 어떻게 화를 낼 수 있는가?'라는 생각이 마음 기저에 깔려 있던 나는 수행 지도자의 질문을 듣기 전까지는 한 번도 이렇게 입장을 뒤바꾸어 생각하지 못했다.

'명의'는 사람을 잘 고쳐 이름이 난 의사를 말한다. 내게 만약 명의라는 말에 집착이 생기면 '나는 환자를 잘 도와주니까 환자인 너희들은 내 말을 따라야 한다'라고 생각할 수 있다. 과거 나는 이런 오만함으로 병원 문을 자주 닫을 수 있었던 것은 아닌지 되묻게 되었다. 그리고 이 사건을 통해 "명의가 되지 말라"는 정화 스님의 말이 조금 이해되었다.

그러던 중 왕양명의 『전습록』을 읽게 되었다. 왕양명은 명나라 중기에 독자적인 사상을 꽃 피운 유학의 이단아로 평가받는 인물이다. 『전습록』에서 왕양명은 "지식이 넓어지면 넓어질수록 인욕人欲은 점점 자라나고, 재주와 능력이 많으면 많을수록 천리天理는 더욱더 가려진다"왕양명, 『전습록 1』, 정인재·한정길 역주, 청계, 2007, 274쪽라고 말한다. 천리는 누구나 가지고 있는 본래 마음이다. 이 마음은 "타인에 대해 동정하고 사랑하여 한 몸이 되는 것"왕양명, 앞의 책, 35쪽이다. 인욕은 한마디로 말하면 욕심이다. 의사로서의 인욕은 명성을 추구하며 내 지식만 옳다는 고집이 될 수 있다. 이 대목에서 무릎을 '탁' 쳤다. '명의가 되려고 하지 말라'는 화두가 풀렸기 때문이다. 의사로서의 지식을 쌓을수록 인욕이 자라나 '명의'라는 상에 사로잡히면, 천리의 마음이 가려져 나와 환자가 같은 고통을 느끼고 있음을 알지 못한다. 이를 경계하는 말이다.

동네 병원 인문학

환자에게 배우는 의사

의사로서 나는 매년 학회를 통해 새로 업데이트되는 무수한 의료 정보를 접한다. 인문학 현장에서는 사유의 장이 넓어지는 동서양의 지혜를 공부한다. 그러다 정신분석의 유효성을 입증한 스위스의 정신의학자 카를 구스타브 융(Carl Gustav Jung, 1875~1961)의 자서전『카를 융, 기억 꿈 사상』, 조성기 옮김, 김영사, 2007 을 읽었다. 융은 환자를 대할 때 "내가 인간으로서 또 다른 한 인간과 대면"앞의 책, 249쪽하고 있다고 말한다. 의사와 환자의 관계가 그야말로 '인간적인 관계'여야 한다는 것이다. 한편, 자서전에서 융은 의사도 "그 자신이 고통을 당할 경우에만 효과를 얻는 법"같은 책, 253쪽이라고 했다. '의사인 나와 환자인 너'가 다르다는 이분법적인 사고로 체면을 갑옷처럼 두르고 있으면 치료에 아무런 효과도 없다는 말이다.

의사와 환자가 자신들이 같은 인간임을 자각할 때 서로의 마음이 열린다. 한 예로 환자들은 의사인 내가 아프다면 그럴 리가 없다고 되묻는다. 이때 나는 의사도 당신과 같은 사람이라고 말한다. 그러면 환자 분은 '아하!' 하면서 고개를 끄덕인다. 의사인 나와 환자가 모두 아픈 사람으로서 공감대가 형성되면 환자는 병인이 되는 일상의 사소한 습관에 대한 많은 이야기를 솔직하게 털어놓는다. 융이 말한 것처럼 상처

입은 의사가 치유 과정에 더 도움이 되는 것이다.

또 융은 치료의 열쇠는 환자 자신에게 있으니, 환자의 내면을 탐구해야 한다고 말한다. 내과 의사인 내가 정신과 의사였던 융처럼 환자의 무의식까지 탐구하는 것은 실제로 가능하지 않다. 그러나 환자가 치료의 열쇠를 쥐고 있다는 점은 진료하면서 매번 느낀다. 환자가 말하는 막연했던 증상, 말하자면 '담이 결린다' 같은 것이 '불통'의 심리 상태가 일으킨 통증이라고 『동의보감』에서 진단하듯, 의사는 환자의 마음을 눈치채야 마음의 병뿐만이 아니라 몸의 병도 고칠 수 있다.

융은 치료에 새로운 길을 열게 된 것이 환자들 덕분이라고 말한다. 환자나 피분석자가 융에게 펼쳐 보였던 정신 현상과의 대면에서 융은 "엄청나게 많은 것을 배웠다"라는 것이다. 나 또한 환자들이 있기 때문에 계속해서 학회를 가고 새로운 지식을 배워 온다. 진료 현장에서는 환자들 덕분에 요사이 유행하는 다양한 영양제를 알 수 있고 그 효능과 부작용을 공부한다. 의료 전문 지식으로 환자를 진료하는 의사인 동시에 환자의 다양한 병증을 통해 배우는 의사가 되었다.

* * *

이렇게 인문학 공부를 통해 배운 동서양 고전의 지혜는 조금씩 나에게 스며들어 환자들을 대하는 태도를 바꾸게 했다. 질병을 해결하는 처방에 집중했던 의사에서 환자의 일상이 어떤지 자세히 질문하고 들어주는 의사로 말이다. 물론 여전히 목소리는 크다. 필요하면 환자들에게 애정을 가지고 잔소리도 한다. 그리고 매일 먹는 밥이 지금의 몸 상태를 만들듯이 10년 동안 했던 인문학 공부가 병을 바라보는 시선에도 영향을 미쳤다.

미국의 진화생물학자인 린 마굴리스(Lynn Margulis, 1938~2011)의 『공생자 행성』이한음 옮김, 사이언스북스, 2007을 읽으니, 인간은 미생물과 공생하는 존재이다. 의사이다 보니 치료해야 할 병원균에만 집중했던 시야가 '공생'의 관점에서 미생물을 보도록 넓어졌다. 또 '위대한 건강'을 말한 니체를 통해 건강에 대한 인식 자체를 바꾸게 되었다. 규격화된 정상 수치로 환자를 되돌리는 것만이 건강이 아니었다. 건강은 새로운 건강, 말하자면 지금 상태에서 새로운 삶을 창출하는 것이다. 그래서인지 가끔 환자들한테 "다른 병원에서 선생님같이 말하는 것을 들은 적이 없어요"라는 말을 듣기도 한다. 이 말은 내가 다른 의사보다 더 낫다는 뜻은 절대 아니다. 단지 인문학 공부를 통해 질병을 보는 다양한 견해가 생긴 것뿐이다. 같이 인문학 공부를 하는 친구 중에 류머티즘을 오래 앓은 중년 여성이 있다. 그녀의 투병기 책 제목이 『아파서 살았다』이다. 나도 이 책 제목처럼 아파도 잘 살 수 있는 지혜를 사람들과 나누고 싶다.

2년 반 전 나는 『금강경』을 인문학적 글쓰기로 풀어 낸 『대중지성, 금강경과 만나다』라는 책을 냈다. 이 책을 출간한 북드라망 대표는 인문학과 불교를 공부하면서 진료실에서 바뀐 것이 무엇이냐고 물었다. 나는 정확히는 모르겠지만 환자들로부터 다르게 진료한다는 말을 종종 듣는다고 했다. 이야기를 들은 그는 진료실에서 일어나는 풍경으로 글을 계속 쓰기를 권했다. 처음 제의받았을 때 내 글이 사람들에게 도움을 줄 수 있을지 망설여졌다. 매일 똑같이 반복되는 평범한 진료에서 글감이 있을까 걱정되었다. 다행히도 글의 주제와 목적이 잡히니 무궁무진한 진료실 속 이야기들과 만날 수 있었다. 또 새롭게 내원하는 환자들의 고민이 글의 내용과 비슷하면, 빨리 글을 써서 권하고 싶은 생각까지 들었다.

내게 계속 글쓰기를 권한 김현경 대표, 매주 글을 읽고 자신의 글인 것처럼 정성스럽게 피드백해 준 윤순식 선생님, 의사의 관점과 인문학 공부가 제대로 잘 만나는지 꼼꼼히 지적한 큰딸 선희와 글을 쓰는 엄마에게 무한한 사랑과 지지를 보내는 둘째 선연, 진료 현장의 경험을 공유해 준 동료 의사들, 이런저런 감사한 인연 덕분에 즐겁게 글을 쓸 수 있었다. 그 결과 『동네 병원 인문학』이라는 한 권의 책이 세상에 나온다.

인문학 현장에서 질병의 아픔을 달리 볼 수 있었던 공부를 이 책을 통해 많은 사람과 공유하고 싶다. 여러분도 이 책을 읽고 병의 고통에서 조금이라도 자유롭기를.

2025년 1월

이여민

신장,
말 없는
청소부

오후 진료를 시작하는데 인문학 공부를 같이하던 30대 초반 친구에게서 전화가 왔다. 그녀는 아침부터 온몸이 사시나무 떨리듯 추웠는데, 지금은 갑자기 열이 너무 심하게 난다고 했다. 불안한 목소리로 간간이 옆구리 통증도 있다고 덧붙였다. 증상이 심상치 않음을 감지한 나는 서둘러 병원으로 오라고 했다. 소변 검사 결과 그녀는 '급성 신우신염'이었다. 신우신염은 신장, 즉 콩팥에 염증이 생긴 것이다. 이는 신장이 세균에 감염된 상태이므로 반드시 항생제를 써서 치료해야 한다.

비슷한 상황이 70대 고모에게도 일어났다. 고모는 며칠 간 종교 모임과 합창 공연 등으로 바쁜 일상을 보냈는데 체력적으로 무리가 좀 온 것 같다고 하셨다. 허리가 아프고 기운도 없어, 침을 맞고 집에서만 지낸 지 2주 정도가 흘렀는데 점점 식욕이 없어진다고 호소했다. 일단 혈액과 소변 검사를 해

보자고 했고 그 결과 '급성 신부전*'이었다. 이는 급성 신우신염을 제때 치료하지 않아 급성 신부전으로 악화한 것이다. 응급 상황이라 바로 상급병원으로 이송했다. 고모는 혈액 투석과 항생제로 치료하면서 위험한 상태를 벗어날 수 있었다.

독감이나 코로나가 기승을 부리던 시기에도 비슷한 일을 자주 겪었다. 열이 있는 환자들은 코로나나 감기 정도로 생각하고 내원하지만 소변 검사를 통해 급성 신우신염으로 밝혀진 경우가 종종 있었다. 나타나는 증상이 바이러스로 인한 감기와 비슷해 보이지만 신장에 염증이 생긴 경우는 세균 감염으로 인한 질병이다. 고로 항생제로 치료하지 않으면 고모처럼 급성 신부전까지 진행하여 위험해질 수 있다. 신장은 무슨 기관이길래 염증이 생기면 이토록 위험한 걸까?

우리 몸의 물을 다스리는 신장

고열이 나는 환자에게서 옆구리 통증이나 허리가 아픈 증상이 있으면 의사는 일단 신우신염을 의심한다. 이 말인즉슨 신

---

* 급성 신부전(Acute Renal Failure, ARF)은 신장 기능이 갑자기 떨어진 상태를 말한다. 신장 기능 저하로 인해 몸 안의 노폐물을 배출하는 기능에 문제가 생겨 요독이 쌓이고 수분과 전해질의 균형이 깨진다. 심한 경우 폐부종이나 고칼륨 혈증으로 인한 심장 기능 이상이 나타나 위급한 상태가 되기도 한다. 이런 경우는 투석 치료가 필요하다.

동네 병원 인문학

장의 위치가 옆구리, 허리와 가까운 등 뒤에 있다는 뜻이다. 물론 장기가 있는 자리와 통증의 위치가 정확히 일치하지는 않는다. 장기를 지나가는 신경이 다른 부위로 통증을 전달하기 때문이다. 어쨌든 골반 조금 위쪽으로 척추의 양옆에 자리를 잡고 있어, 대부분 두 손을 짚고 하늘을 올려다볼 때 손을 짚은 그 자리가 신장이 있는 곳이다. 신장은 두 개이다. 이 점이 다른 장기와 좀 다른 부분이다. 폐를 제외한 심장, 간, 쓸개 등 대부분의 장기는 모두 하나이다. 그런데 폐와 신장은 두 개이다. 그래서 병든 신장 하나를 떼어내도 나머지 하나의 신장으로 살아갈 수 있다. 어쩌면 신장이 두 개인 것은 인간이 받은 우주의 선물이지 않을까?

그러면 신장은 어떤 일을 할까? 사람 몸의 70%는 물이다. 신장은 물을 처리하고 염분의 농도를 조절하여 신체의 조건에 맞는 적절한 혈압을 유지하게 한다. 140g에 불과한 신장이 "매일 180L(욕조를 가득 채우고도 넘칠 양)의 물과 최대 1.5kg의 염분을 묵묵히 처리"한다._{빌 브라이슨, 『바디, 우리 몸 안내서』, 이한음 옮김, 까치, 2023, 214쪽} 신장의 주요 기능은 물을 통해 노폐물을 걸러내서 몸속의 체액이 적절한 염분 농도를 유지하도록 하는 것이다. 댐이 건설된 저수지를 상상해 보면 된다. 저수지에 폭우가 쏟아지면 댐을 열어 물을 흘려보내고, 가뭄이 들면 댐을 닫아 물을 가둔다. 이처럼 신장도 몸에 적절한 수분의 양을 조절하며 동시에 신체에 쌓이는 노폐물을 치우는 정수 작용을 한다. 말하자면 청소부 역할을 하는 것이다. 신장은 질소 노폐물, 중요한 곳에 공급하고 남은 수분, 전해질, 독소와 약물을 몸 밖으로 배설한다는 말이다. 그 결과물이 소변이다. 그래서 신장이 노폐물을 적절히 걸러내는지 알아볼 수 있는 가장 간단한 방법이 소변 검사이다. 신장이 아프면 소변으로 빠져나오지 말아야 할 것들이 나오기 때문이다.

특히 이때 제일 눈여겨봐야 할 것이 단백질이다. 신장은 거름종이처럼 작동하여 체내에 필요한 물질을 밖으로 내보내지 않는다. 그런데 이 필터가 고장이 나면 단백질이 소변에서 감지된다. 이렇게 단백뇨가 있으면 신증후군*을 의심한다. 또 당뇨 환자는 혈액 내 당 농도가 높아 소변으로 당을 배출한다. 당뇨 환자의 소변에서 달짝지근한 냄새가 나는 것이 이 때문이다. 소변으로 피가 나오면 신장이나 방광의 염증, 또는 결석, 방광암 등을 추측해 볼 수 있다. 이렇듯 신장을 통해 만들어진 소변이 요로와 방광을 거쳐 밖으로 배설되기 때문에 간단한 소변 검사로 신장, 요로, 방광의 문제를 모두 알 수 있다. 그런데 신장에 문제가 생긴 것을 우리는 소변 검사를 하

---

* 　신증후군(nephrotic syndrome)은 신장 사구체에 이상이 생겨 소변으로 단백질이 과도하게 배출되는 질환이다. 이에 따라 몸 안의 단백질 농도가 감소하고, 부종과 고지혈증 등이 나타난다.

지 않고는 잘 인지할 수 없다. 그래서 신장을 조용히 제 할 일을 하는 청소부와 같다고 비유하는 것이다.

소변에 관한 흥미로운 일화가 있다. 과거 전쟁 중에 소변이 상처 치료제로 쓰인 적이 있다. 어떤 이유로 가능했을까? 건강한 소변은 균이 없고 산성이라서 그렇다. 다리에 상처를 입은 병사가 나무에 기대어 있으면 지나가던 군인이 그 다리에 소변을 배설했다. 치료 약품도 변변치 않았던 비위생적인 전쟁터에서 상처를 청결히 하는 것은 상처 감염의 위험을 크게 덜어 주었다. 물론 오늘날에는 추천하지 않는 방법이다.

Barbara Herlihy, 『알기 쉬운 해부생리』, 임난영 외 공역, 정담미디어, 2011, 589쪽

오줌 눌 때 아프면 방광염, 열이 나면 신장염

우리 몸은 신장에서 만들어진 소변을 곧바로 밖으로 배출하지는 않는다. 생각해 보라. 그러면 온종일 오줌만 싸야 한다. 요관, 방광, 요도는 신장에서 만들어진 소변이 지나가는 장기이다. 이 가운데 방광은 일시적인 소변 저장 장소이다. 소변의 양이 200밀리리터가 넘으면 불편감이 느껴지고 300~500밀리리터가 되면 소변을 보고 싶은 충동을 느껴 화장실을 찾는다. 만약 고속도로를 달리고 있어서 소변을 계속 참아야 하는 상황이 되면 어떨까? 식은땀이 나고 금방 죽을 것같이 배가

아플 것이다. 그러나 죽지 않는다. 단지 방광염에 걸릴 확률이 늘어날 뿐이다.

사실 여성은 남성보다 방광염이나 요로 감염에 더 잘 걸린다. 이는 해부학적 구조 때문인데 여성은 질 앞에 있는 요도가 3.5cm로 짧고 밖으로 노출되어 있다. 반면에 남성은 요도가 20cm로 길고 음경으로 감싸져 있다. 여성은 요도가 짧고 밖으로 노출된 구조 때문에 염증이 방광으로 더 쉽게 올라가는 것이다. 방광염에 걸리면 소변이 자주 마렵고 소변을 보고 난 뒤에도 요도 끝이 따끔거린다. 방광염에 걸리면 소변볼 때 불편감을 느끼지만 열이 나지는 않는다. 항생제를 짧은 기간 동안 투여하면 치료된다. 방광염을 예방하는 손쉬운 방법은 물을 많이 마시고 소변을 심하게 참지 말고 자주 보는 것이다.

그러나 염증이 방광에서 요관을 타고 신장으로 올라가면 고열과 오한을 동반한 급성 신우신염이 발병한다. 이 경우는 1~2주간 항생제 투여가 필요하다. 앞에서 말한 30대 친구와 70대 고모가 이 상태였다. 그런데 젊은 친구와 달리 고모는 왜 급성 신부전으로까지 진행됐을까? 여러분의 추측대로 나이 때문이다. 신장의 기능적 단위를 신원(네프론nephron)이라 하는데 각각의 신장에 100만 개의 신원이 있다. 신원의 수는 출생 후 증가하지 않으며, 손상 후에도 재생되지 않는다. 나이가 들면서 신원의 수는 점차 감소하여 70~80대에는 약 50% 까지 줄어든다. 그 결과 신장의 여과율도 현저히 낮아진다. 그래서 노인들은 약물이 느리게 배설되는데 이 때문에 영양제나 약을 중복하여 복용하는 것은 아주 위험한 행동이 되는 것이다. 마찬가지 이유로 노인들은 수액을 맞을 때도 조심해야 한다. 신장의 기능이 줄어서 과잉의 수분을 배설하기 어렵기 때문이다. 그래서 수액이 필요한 경우라 하더라도 수액 투여 속도를 아주 천천히 조절하며 의료진이 자주 환자의 침상을 찾아가 상태를 확인해야 한다. "수액의 과도한 주입은 노인의 심장이 커지는 심부전의 가장 흔한 원인이다."Barbara Herlihy, 『알 기 쉬운 해부생리』, 596쪽

고모의 경우 70대 중반의 나이이기 때문에 합창 공연을 무리하게 준비하면서 생긴 급성 신우신염의 치료 타이밍을 놓쳐 신장 기능이 일시적으로 급격히 저하된 것이다. 이 경우 외에도 혈압이나 당뇨가 조절되지 않거나, 검증되지 않은 식음료나 약초를 많이 먹는 경우에도 이렇게 신장 기능이 일시적으로 저하될 수 있다. 이를 급성 신부전이라 한다. 이 상태가 되면 몸의 노폐물이 밖으로 나가지 못하니 몸이 더 피곤하고 입맛이 저하된다. 급성 신부전일 때는 일시적으로 기능이 떨어진 신장 대신 기계를 이용하여 혈액투석을 한다. 몸에 쌓인 노폐물을 빨리 밖으로 배출해야 장기들이 제대로 작동하

기 때문이다. 동시에 염증을 치료하고 깨진 전해질 불균형을 맞추어 주면, 신장 기능이 서서히 정상으로 돌아온다. 그래서 '급성'이라고 일컫는다. 잠시 신장 기능이 저하되고 돌아온다는 뜻이다. 이에 비해 '만성' 신부전은 신장 기능이 완전히 망가져 살아 있는 동안에는 기계로 혈액 투석을 지속해야 한다. 새삼 묵묵히 등에서 일하는 신장이 얼마나 고마운지 느껴지는 대목이다.

우물의 덕(德)을 닮은 신장

신장이 하는 일은 『주역』周易의 수풍水風 정괘井卦*의 효사爻辭에서 말하는 바와 닮았다. 수풍 정괘는 "물[坎] 아래 나무[巽]가 있는 모습으로, 두레박으로 물을 길어 올리는 형상이다. 우물터는 마을의 중심에 거처를 정해 맑은 물을 항상 공급해 주고 누구나 그 물을 마시게 했다"김주란 외, 『내 인생의 주역』, 북드라망, 2020, 344쪽라고 표현한다. 신장은 수풍 정의 우물처럼 어느 장기라고 특별히 차별을 두지 않고 물을 골고루 공급해 준다. 『주역』의 괘는 초효初爻에서 일의 시작을, 마지막 효인 육효六爻에서

---

* 『주역』 64괘 중 48번째 괘이다. 괘는 음양 부호를 나타내는 괘상, 괘명은 괘의 이름이고, 괘사는 괘가 담고 있는 상황을 나타내는 말이다. 각 괘는 여섯 개의 효로 이루어져 있다. 효사는 이 효에 붙은 말이다.

마침을 말한다. 상황에 따라 국면이 전환되어 다른 행동을 취해야 한다는 뜻이다. 수풍 정 초효는 "우물에 진흙이 있어 아무도 먹지 않는다"이다. 이때 해야 할 일은 청소이다. 진흙을 치우고 벽돌을 쌓아 나쁜 것들이 우물에 들어오지 못하게 한다. 신장이 몸에 쌓인 노폐물을 치우는 것과 비슷하다. 그래서 수풍 정괘의 가장 중요한 자리인 오효五爻, "우물물이 맑으니 시원한 샘물을 마신다"에 이르게 하는 것이다. 우물처럼 맑은 물을 항상 공급하는 신장은 가히 우리 몸의 근본안도균, 『동의보감, 양생과 치유의 인문의학』, 작은길, 2015, 203쪽[**]이라 할 만하다.

> 가장 좋은 것은 물과 같다. 물은 애씀 없이도 만물을 이롭게 하며, 사람들이 싫어하는 낮은 곳에서 만족한다.바이런 케이티·스티븐 미첼, 『기쁨의 천 가지 이름』, 김윤 옮김, 침묵의향기, 2023, 50쪽

물! 목마를 때 한 방울의 물보다 귀한 것은 없다. '애씀 없이 만물을 이롭게' 하는 물을 다스리는 기관이 바로 신장이다. 신장은 낮은 곳에서 만족하는 물의 속성을 닮았다. 등 뒤에 위치하며 조용히 신체의 쓰레기를 치우니 말이다. 이처럼

[**] 신장은 선천의 근본이다. 신장에는 부모로부터 물려받은 태생적인 정기가 담겨 있기 때문이다(腎臟精).

신장은 몸 안에서 생성된 대사산물 중 신체에 필요 없는 것들을 소변에 섞어 몸 밖으로 배출해서 우리가 음식을 마음껏 먹어도 별 탈이 없게 만든다. 신장이 일을 잘하고 있을 때는 이 사실이 얼마나 고마운지 우리는 실감하지 못한다. 그러나 당뇨나 고혈압으로 신장 기능이 망가지면 정상적으로 기능하는 신장의 고마움을 절감하게 된다. 신장이 심하게 고장이 나면, 피를 기계로 투석하거나 남의 콩팥을 이식하는 수술을 해야 한다. 이렇게 하지 않으면 체내에 노폐물이 쌓여 구역질이 나서 음식을 먹지 못하는 상태에 이른다. 마지막에는 독소가 쌓여 신체 장기들이 고장이 나고 결국은 죽게 된다. 새삼 신장의 소중함을 생각하게 한다.

그리고 신장은 두 개인지라 한 개만 가지고도 정상적인 생활이 가능하다. 이 점 때문에 두 개의 신장이 모두 망가진 사람에게 우리는 신장 한 개를 증여할 수 있다. 증여가 가능한 장기라는 점에서 『주역』의 48번째 괘인 수풍 정 마지막 육효六爻의 메시지를 상기시킨다. "우물을 길어 올려 뚜껑을 덮지 않고, 지속하는 믿음이 있어 매우 좋고 길하다"정이천, 『주역』, 심의용 옮김, 글항아리, 2015, 967쪽는 표현이다. 마을 사람들은 우물 위를 뚜껑으로 덮어 두지 않음으로써 세상 만물이 그 물을 먹고 생명을 유지하게 한다. 이와 같이 『주역』에서 우물은 베풂이 넓고 커서 그 덕이 오랫동안 좋고 길한 것을 상징한다. 베풀

수 있는 우물처럼 신장도 두 개 중 한 개를 선물할 수 있다. 신장, 베푸는 우물의 덕을 가진 장기이다.

통풍,
바람만 스쳐도
아파요!

지인 중 40대 초반에 대기업 CEO가 된 사람이 있다. 그런데 그는 55세의 젊은 나이에 돌연 은퇴했다. 여전히 기업의 신뢰를 받는 터라 의아한 마음에 은퇴 이유를 물어봤다. 그는 몸이 아파서 더 이상 사회생활을 할 수 없게 되었다고 했다. 업무상 거의 매일 사람들을 만나 술과 고량진미를 먹어야 하다 보니 이것이 결국은 몸에 질병을 일으켰다는 것이다. 그를 최정상에서 내려오게 한 병은 '통풍'이었다.

유사한 사례는 과거에도 있다. 18세기 스페인과의 전쟁을 승리로 이끈 영국의 앤 여왕이다. 앤 여왕 또한 통풍으로 괴로워하다 49세의 나이에 목숨을 잃었다. 앤 여왕을 모델로 한 영화 〈더 페이버릿〉(요르고스 란티모스 감독, 2018)에는 여왕이 통풍으로 고생하는 장면이 자주 나온다. 밤낮을 가리지 않는 극심한 통증으로 앤 여왕은 극도로 히스테릭해진다. 나는 이 영화에서 앤 여왕이 통풍으로 고생하면서도 무지막지하게 먹는 것을 보고, 혀를 찼다. '저러니 통풍이 더 악화하고, 또 계속 아프니 히스테리가 늘지' 하고 말이다. 대기업 CEO와 앤 여왕은 모두가 부러워하는 최고의 위치에 오른 사람들이다. 이들조차도 피할 수 없었던 통풍은 어떤 질환일까?

통증 중 최고는 통풍

통풍痛風은 아플 '통'에 바람 '풍' 자를 쓴다. 말 그대로 '바람만 스쳐도 아프다'라는 뜻이다. 조선 시대 최고의 성군이라 불리는 세종대왕도 통풍에 걸렸다는 기록이 있다. 복잡한 여성 편력과 여섯 번의 결혼으로 유명한 영국의 헨리 8세도 통풍을 앓았다. 성공한 CEO, 앤 여왕, 세종대왕, 헨리 8세를 언급할 때 여러분은 눈치챘는가? 통풍은 '제왕의 병'(The disease of kings)인 것을! 환경이 너무 좋아서(?) 생기는 병이란 뜻이다. 한편으로는 병증 중에서 가장 통증이 심해 '병의 제왕'(King of diseases)이라는 별명도 붙었다. 그 고통이 이루 말할 수 없다. 내 주위에도 통풍으로 고생하는 이가 여럿 있다. 평소 맥주와 치킨을 즐겨 먹던 친구 남편은 50대 중반에, 발에 통풍이 왔다. 그는 발이 너무 아파 걸을 수가 없어 한동안 기어다녔다고 한다. 60세인 H는 통풍으로 진단받고도 맥주를 끊지

동네 병원 인문학

못했다. 그러다가 결국 신장에 생긴 돌인 요산 결석으로 인해 극심한 허리 통증을 겪기도 했다.

이제 우리는 통풍에 대한 힌트를 얻을 수 있다. 통풍에 걸리는 이유는 너무 잘 먹어서다. 여기에는 술도 포함된다. 통풍을 앓고 있는 환자의 전형적인 이미지는 왕이나 귀족 같은 상류층에 나이 들고 얼굴이 붉고 뚱뚱한 남자이다. 그런데 과거 상류층만 먹을 수 있었던 육식과 알코올을 요즈음에는 누구나 쉽게 자주 먹는다. 퇴근 후 고기 안주에 술 한잔 곁들이는 것은 쉽게 볼 수 있는 저녁 풍경이다. 그만큼 통풍이 일반인에게 흔한 질병이 되었다. 그렇다면 고기와 술을 많이 먹는 것이 왜 통풍을 일으키는 것일까?

통풍의 원인은 혈액 속에 요산(uric acid)이 증가해서다. 요산은 음식에서 섭취한 퓨린*이라는 물질을 우리 몸에 필요한 영양소로 흡수하고 남은 물질이다. 그리고 우리의 신장은 체내에 요산이 과다하게 쌓이지 않도록 요산을 오줌으로 배설한다. 그런데 체내 요산이 너무 많이 생성되거나 배설이 잘되지 않으면 고요산혈증이 된다. 혈중에 요산 농도가 높아졌다는 뜻이다. 우리 몸의 요산을 높이는 음식은 소·양·돼지와

---

* 퓨린(purine)은 질소가 함유된 유기 화합물이다. 퓨린의 함량은 정어리, 고등어, 간, 소의 콩팥, 맥주에서 높다. 퓨린의 최종 분해 산물이 요산이다.

같은 붉은 육류와 간, 콩팥 등 내장 부위, 그리고 청어·고등어·참치같이 기름진 생선이다. 불행하게도 이런 음식들은 현대인이 즐겨 먹는 식재료다. 그런데 이런 음식을 지속해서 섭취하면 체내에 요산이 증가한다. 한편, 요산 배설을 저하하는 원인은 요산을 몸 밖으로 내보내는 신장의 고장이나 요산 배설을 방해하는 술, 아스피린, 이뇨제 복용 때문이다. 여기서 우리가 주목해야 할 지점이 있다. 고기는 체내 요산을 올리고, 술은 요산 배설을 감소시킨다는 사실이다. 고기와 술의 조합이 통풍에 걸릴 확률을 증가시킨다는 것이다. 이렇게 요산이 정상보다 증가한 고요산혈증이 오랫동안 지속하면 혈중에서 과다해진 요산이 작고 뾰족한 결정체(통풍 결절tophus)를 형성한다. 이 요산 결정이 엄지발가락이나 무릎관절에 염증을 유발해서 극심한 통증을 일으킨다. 이것이 바로 통풍이다. 다시 정리하면 요산 결정이 조직에 침착하여 염증을 일으킨 질환이 통풍이다. 실제 관절염의 6~10%오가닉한의원, 『통풍』, 지식과감성#, 2015가 통풍으로 인해 발병한다는 것이 밝혀질 만큼 통풍 환자가 점점 증가하고 있다.

한편 건강검진 데이터를 보면 요즈음은 요산 수치*가

---

* 혈액 내 요산 수치가 7.0mg/dl 가 넘으면 고요산혈증이라고 부른다. 통풍을 일으키는 전제 조건이다. 그런데 고요산혈증이 통풍 발작을 일으키지 않는 경우도 많아 이때는 무증상 고요산혈증이라고 한다.

동네 병원 인문학

7.0mg/dl 이상인 고요산혈증인 사람이 많다. 그런데 고요산혈증이라고 해서 전부 통풍 환자는 아니다. 통증이 수반되지 않으면 통풍이 아닐 확률이 높다. 이때 정확한 판별을 위해서 의사의 진단이 필요하다. 그러나 요산 수치가 높을수록, 기간이 지속할수록 통풍 관절염이 발병할 소지가 올라가는 사실은 여러 임상 데이터가 증명하고 있다.

청년이 통풍이라고?

최근 27세 청년이 오른쪽 발목이 부어서 너무 아프다며 진료실을 내원했다. 발목이 부었는데 정형외과를 가지 않고 왜 내과에 왔을까? 이 환자는 통풍 환자였다. 앞서 말했듯이 통풍은 요산이 높아 관절이 아픈 질병이다. 진통제가 필요해서 우리 병원으로 온 거다. 나는 통풍 환자는 대부분 중년에 살집이 많은 편인 것으로 여겼다. 그런데 이 환자는 청년이고 몸매도 너무 날씬했다. 나는 젊은 청년이 진짜 통풍인지 의문이 들었다. 피검사로 요산 수치를 확인했는지, 병원에서 통풍으로 진단받았는지 재차 물었다. 청년은 요산 수치가 9.2mg/dl였고 의사가 통풍으로 확진했다고 했다.

　　건강보험심사평가원에 따르면 최근 5년간(2018~2022년) 통풍으로 진료받은 환자는 2022년 61만 명으로 전년 대비 약

18.3%나 증가했다. 연령별 증가율은 20대에서 48.5%, 30대에서 26.7%, 40대에서 22.6%『이데일리』, 2024. 1. 27. 기사로 20~30대 통풍 환자가 늘고 있음을 알 수 있다. 대학병원 건강뉴스에서 「하이볼·막맥과 헤어질 결심」이란 글중앙대학교병원 2024.2.2, 시리즈 건강뉴스을 보았다. 요즈음 젊은이들에게 치맥과 막맥, 하이볼은 일상이란다. 치맥은 치킨과 맥주, 막맥은 막걸리와 맥주, 맥사는 맥주와 사이다를 섞은 것인데, 하이볼은 뭔지 몰라 찾아봤다. 하이볼은 위스키 같은 술에 탄산을 섞은 것이다. 젊은이들에게 '핫'한 음료 조합이 통풍을 일으키는 기가 막힌 상황이었다. 술도 통풍의 원인이지만 탄산음료도 통풍을 일으킨다. 탄산음료에 들어 있는 액상 당질 성분 때문이다. 또 운동을 즐기는 많은 이가 단백질 음료를 챙겨 먹는데 이 또한 체내 단백질 과다 섭취를 유발해 요산 수치를 올릴 수 있다.

이렇게 보니 20~30대 통풍 환자가 늘어나는 원인 중 하나가 음료였다. 나는 진료실에서 환자들에게 "하루에 물을 몇 잔 드세요?" 하고 자주 물어본다. 우리 몸의 70%에 해당하는 수분을 관장하는 신장의 기능이 원활하도록 도와주려면 맹물 섭취가 중요하다. 그런데 의외로 물을 마시지 않는 사람이 많다. 29세 환자 J는 고요산혈증인데 물보다는 다이어트 콜라를 즐겨 먹는다. 통풍으로 내원한 청년도 물 대신 단백질 음료를 매일 섭취한다고 한다. J나 통풍 청년처럼 요즈음은 맹물 대신 커피, 녹차, 우유, 두유, 과일 주스, 탄산음료를 많이 마신다. 밍밍한 물은 싫고, 맛있는(?) 물을 좋아한다. 문제는 맛을 낸 물 안에는 모두 탄산이나 액상과당이 들어 있다는 사실이다. 이 두 가지는 모두 요산을 높이는 작용을 한다.

비가 내려야 우리는 댐을 이용해 저수지에 물을 저장하고 필요할 때 여러 가지 용도로 쓸 수 있다. 이와 마찬가지로 요산을 몸 밖으로 배출하는 신장의 기능이 제대로 작동하려면 충분한 수분이 필요하다. 체내에 물이 부족하면 소변이 줄어들어 요산 결석이 소변 줄기를 타고 밖으로 나가지 못하면서 신장이나 요관에 잔류하게 되어 심한 통증을 일으키기도 한다. 이렇게 맹물을 충분히 마시는 것은 요산 결석뿐 아니라 방광염, 신장염과 같은 여러 가지 질병 예방에 여러모로 필요하다.

영양제를 한 움큼 먹고 건강을 걱정하는 환자에게 나는 다른 것을 제안한다. "영양제 대신 그냥 물을 하루에 일곱 잔 챙겨 드세요. 돈도 들지 않아요. 물이 많은 문제를 해결해 줘요." 중년 남성에게 주로 발병하던 통풍에 요즈음 젊은이들도 걸리는 이유가 마시는 음료 때문이었다니! 맛있는 음료를 피하고 맹물을 챙겨 마시기만 해도 통풍의 발병을 줄이는 데 도움이 된다는 것을 기억하자.

맛있어? 조심해!

노자의 『도덕경』을 풀이한 책을 읽다가 무릎을 탁 하고 쳤다.
나이와 상관없이 통풍이 늘고 있는 근원적인 이유를 만났다.

> 다채로운 색은 사람의 눈을 멀게 한다. 현란한 음악은 사람
> 의 귀를 멀게 한다. 복합적인 맛은 사람의 입을 상하게 한다.
> (중략) 이 글은 감각기관의 문제와 한계를 지적한다. 감각을
> 협소하게 인지해서가 아니라 감각에 탐닉해 거기에 붙들려
> 서다. 문화 활동이 감각기관에 자극을 주고 인간이 반응하
> 는 것은 당연한 일이지만 자극과 반응이 계속 상승하면서 감
> 각기관에 이상이 생긴다. 감각기관이 자극에 붙잡힌 것이다.
> 감각기관이 자극을 통제하는 것이 아니라 자극의 노예가 되
> 어 감각을 잃어버린다. 최경열, 『독학자를 위한 노자 읽기』, 북튜브, 2023,
> 183~184쪽

3천 년 전 노자는 사람들이 감각을 자극할수록 쾌락에 중
독되어 몸과 마음이 상한다는 점을 지적한다. 노자는 지금처
럼 영상물을 보거나 이어폰을 끼고 볼륨을 높여 음악을 듣거
나 탄산음료도 마실 수 없던 시절에 살았다. 그런데도 눈, 코,
귀, 입을 가진 인간에게 감각적 자극이 다채롭고 현란하고 복

동네 병원 인문학

합적일수록 '더, 더, 더' 원하게 된다는 것을 알았다. 자극을 많이 받을수록 우리는 건강해지는 것이 아니라 자극이 주인이 되어 노예 신세가 된다. 그러면 종국에는 귀와 눈이 멀며 입이 상하게 된다는 사실을 지적한다. 지금은 화려한 볼거리와 현란한 음악, 맛있는 음식, 모두를 쉽게 얻을 수 있는 딱 그런 시대적 환경이다.

아름다운 마왕의 딸들이 나타나 유혹할 때 부처님은 '칼날에 발린 꿀은 혀를 상하게'김용옥, 『달라이라마와 도올의 만남』, 통나무, 2002 한다고 말씀하신다. 아름답고 맛있다고 느낀다면 혹시 칼날에 발린 꿀인지 살펴보면 어떨까? 꿀이 맛있다고 정신없이 핥아먹으면 우리는 칼날에 혀를 베일 수 있다. 알게 모르게 자극에 중독되면 진정 나에게 이로운 것을 잃어버린다. 그 결과 몸이 아프기 시작한다. 고량진미와 액상과당이 듬뿍 들어 있는 음료가 칼날의 꿀이다. 꿀을 탐닉해서 혀가 상한 상태가 통풍이다.

그러면 어떤 음식을 먹어야 할까? 중국 송나라 태종이 소이간蘇易簡(958~997, 북송 시대의 관리이자 문장가)에게 "음식 중에서 가장 진귀한 게 무엇인가?" 하고 물었다. 소이간은 "진귀한 음식이라고 정해진 것은 없고 다만 자기 입에 맞으면 진귀한 것입니다"라고 대답했다.최진규, 「음식과 약의 도를 말하다」, 『월간 산』, 2012.01.31(https://san.chosun.com/news/articleView.html?idxno=6600) 그러면서 소이간이 왕에게 추천한 음식은 백성들이 평상시에 즐겨 먹던 콩잎이었다. 주변에서 쉽게 구할 수 있는 평범한 음식을 늘 먹으면 병에 걸릴까 염려할 필요가 없다는 것이다. 요즈음은 입에 맞는 음식이 진귀한 음식이 아닐 수도 있다. 왜냐하면 성인병의 원인이 되는 기름진 치킨이나 달콤한 음료 등이 오히려 입에 잘 맞다고 느낄 수 있기 때문이다. 그래서 현대에는 소박한 집밥이 진귀한 음식이라고 생각해도 좋겠다.

물만 잘 챙겨 먹어도 통풍에 걸릴 확률이 준다고 한 말을 기억하는가? 건강해지는 방법은 아주 소박하다. 더부룩한 포만감을 느끼기 전까지 약간 적게 먹는다. 그리고 규칙적으로 식사한다. 식사를 건너뛰면 몸은 에너지가 부족하다고 느끼고 빠르게 혈당을 올리기 위해 설탕이 많이 든 달콤한 음료를 찾게 되기 때문이다. 식단은 액상과당이 많이 들어 있는 인스턴트 음식을 피하고 그 계절에 그 장소에 나는 것들로 채워 본다. 건강식이 좋다는 것은 암 환자들의 식단이 밥, 된장, 김치, 제철 나물인 것으로도 알 수 있다.

27세 청년이 통풍인 것이 마음 아파 이 글을 쓰게 되었다. 젊은데 왜 벌써 통풍이 발병했는가가 나의 질문이었다. 들여다볼수록 감각적 쾌락에 대한 중독을 부추기는 현대의 식습관이 원인 중 하나였다. 질병의 원인을 알면 그 원인을 멀리하는 것을 먼저 해야 한다. 건강해야 하고 싶은 일을 마음껏 하지 않겠는가? 다음번에 청년이 진료하러 오면 이야기할 것이다. "단백질 음료 대신 달걀 두 개를 먹고 운동하세요. 그리고 꼭 하루에 맹물을 일곱 잔 이상 드세요"라고.

심장이
두근대요!

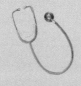

L은 몇 년째 인문학 공부를 같이하고 있는 54세 남자분이다. 그는 40대 말 건강검진에서 고지혈증과 고혈압을 진단받았다. 그러나 의사가 권하는 치료 약은 먹지 않았다. 자신이 평소 108배와 명상 그리고 등산을 즐겨 하니 약을 먹지 않고도 고혈압과 고지혈증을 해결할 수 있다고 믿었기 때문이다. 그러던 어느 날 L은 가슴이 두근거리고 뻐근한 증상이 나타나 진료받기 위해 나를 찾아왔다. 간단한 문진 후 상황이 심각하다고 느낀 나는 곧바로 대학병원 응급실로 가기를 권했고 가자마자 심장 혈관을 수술했다. 다행히 L은 심장 근육에 피를 공급하는 관상동맥 혈관이 막혀 있는 것을 조기에 발견해 큰 사고를 막은 것이다. 수술 후 L은 일상생활에 복귀해서 혈압약과 고지혈증약, 혈전용해제를 복용하고 있다.

또 다른 경우가 있다. 최근 폐경이 된 친구가 차를 타고

터널을 지나가는데 갑자기 가슴이 두근대고 답답해서 차에서 내리고 싶었다고 한다. 그녀는 최근 건강검진에서 심혈관에는 이상이 없었다면서, 자신의 증상이 공황장애 증상이 아니냐고 물었다. 나는 그녀의 증상이 자율신경의 일시적 이상 작용에 의한 두근거림일 수 있다고 답했다. 예시를 든 두 친구는 모두 가슴이 두근거리고 뻐근한 증상이 있었다. 그런데 한 명은 심장 혈관을 수술했고 다른 한 명은 심리적으로 나타난 현상이었다. 원인은 서로 달랐는데, 나타나는 증상은 같았다. 왜 그럴까?

심장아, 나대지 마!

평소 우리는 숨을 쉬고 있다는 사실에 별로 관심이 없다. 의식하지 않아도 자연스럽게 호흡하기 때문이다. 이와 마찬가지로 심장도 태어나서 죽는 날까지 저절로 잘 뛰고 있지만, 평상시에는 심장이 두근대고 있다고 잘 느끼지 못한다. 우리는 몸의 균형이 깨졌을 때야 비로소 그 신체 부위를 자각하게 된다. 몸이 갑자기 불편해지거나, 예기치 못한 상황을 맞닥뜨렸을 때 심장이 두근거리고 있다는 사실을 감지하는 것이다.

그러면 심장의 두근거림은 언제 진짜 문제가 되는 것일까? 심장은 상황에 따라 맥박수를 달리한다. 심박수는 심장이

동네 병원 인문학

분당 뛰는 횟수이다. 성인의 경우 정상 맥박은 1분당 60회에서 100회 사이이다. 만약 손목으로 맥박을 세어서 1분당 60회이하이면 느린 맥(서맥徐脈)이고, 100회 이상이면 빠른 맥(빈맥頻脈)이다. 심장은 온몸으로 혈액을 보내서 신체가 활동할 수있도록 하는 에너지를 공급한다. 서맥은 심장이 신체가 원하는 에너지를 보내는 일에 둔하고 느리게 반응하는 것이다(깊은 명상에 들면 심장이 느리게 뛰기도 한다). 반대로 빈맥은 너무빠르게 반응하는 것이다. 2023년 11월에 영화 〈서울의 봄〉을보고 심박수를 비교하는 챌린지가 있었다. 기사로 본 최고 맥박이 '178bpm'이었다. 1분당 심장 박동수가 178회라는 뜻이다. 비록 일시적이긴 하지만 이것이 빈맥이다. 심장이 상황에맞지 않게 불규칙하게 뛰는 것을 부정맥이라고 한다. 그런데의학적으로 반드시 치료해야 할 부정맥과 일시적으로 나타난상태이므로 치료가 필요 없는 부정맥이 있다. 일시적으로 나타나는 부정맥에 균형을 맞추어 주는 것이 자율신경계이다.

대부분 사람은 자기 몸을 자신의 의지대로 조절할 수 있다고 생각한다. 사실은 그렇지 않다. 내가 "심장아, 나대지마!"라고 말하거나 마음을 굳게 먹는다고 심장이 얌전해지지않는다. 또 "소화, 잘되거라" 한다고 해서 잘 소화되는 것도 아니다. 이렇게 호흡, 소화작용, 심장 박동 같은 우리 몸의 기능들은 자율신경계가 지배한다. 우리의 사고나 감정은 자율신경계를 통해 우리 몸 전체에 전달되어 반응하는 것이다. 2023년 방영된 〈혼례대첩〉이란 드라마에서 주인공은 연인들을 보면 가슴이 두근거리고 통증을 느낀다. 천생연분을 알아보는 능력을 갖춘 주인공은 연인이 될 인연을 만나면 무의식적으로 가슴 통증이라는 신체 반응이 나타난 것이다. 이 드라마 작가는 심장이 일정한 상황에서 비슷하게 반응한다는 것을 알고 있는 듯하다. 이렇게 심장의 반응에 관여하는 것이 자율신경계이다. 가슴에 나타나는 증상인 두근거림, 답답함, 조여옴 같은 증상이 진짜 심장병인지, 아니면 심리적 원인인지 알려면 자율신경계의 생리를 알아야 한다.

자율신경계는 교감신경계와 부교감신경계 두 종류가 있다. 교감신경계는 위급한 상황에서 긴장하여 도망가는 '투쟁-도피반응'을 주도하므로 스트레스를 받는 상황에서 활발하다. 이에 반해 부교감신경계는 평화 시 이완하는 반응을 주도하여 소화에 주로 작동한다. 혈관은 우리 몸에서 가장 중요한 기관이므로 교감신경의 지배만 받는다. 교감신경은 위급상황을 짧은 시간에 대처하도록 도와서 가속페달로 비유한다. 계속 액셀을 밟고 달리는 기분은 교감신경계가 활성화된 것이다. 빠르게 일을 처리하는 것을 선호하는 현대인은 교감신경이 활발한 상태이며, 심해지면 항상 전쟁 상태에 해당하는 긴장된 몸을 만든다. 결론적으로 스트레스를 받으면 내 몸은 비상시인 줄 알고 교감신경이 활성화되면서 평소 느끼지 못하던 심장의 두근거림을 느끼게 된다.

폐경인 친구의 경우 끝이 보이지 않는 터널 속에서 불안과 긴장을 느꼈다. 그러면 교감신경이 흥분하고 스트레스 호르몬인 코르티솔이나 에피네프린이 나온다. 그 결과 가슴이 답답해짐을 경험한 것이다. 평소 숨이 찰 정도로 강도 높은 운동을 하면 이 문제는 해결될 수 있다. 강도 높은 운동은 근육을 평소보다 더 수축시키고, 심장의 수축과 이완도 빨라져서 신체를 일시적인 비상 상태로 만든다. 이렇게 하루 15분 정도라도 꾸준히 운동하면 몸은 이 정도의 상황은 감당할 수 있다고 느낀다. 그러면 "심장이 떨어질 뻔했네"라며 놀라는 경우에도 불안이 줄고 스트레스 호르몬도 과도하게 나오지 않게 된다. 평상시 운동을 꾸준히 하면 예기치 못한 환경에서 침착하게 대처하는 능력이 향상되는 것이다.

내 심장에 관심을

이렇게 심장은 높은 산을 오르는 중이면 빠르게, 느긋하게 음악을 듣는 중이면 느리게 혈액을 온몸에 보내며 뛰고 있다. 그런데 오케스트라에서 지휘자가 빠지면 연주에서 악기의 조화가 깨어지듯이 신체 각 부위에 피를 보내는 역할을 하는 심장도 그럴 수 있다. 심장 자신에게 피를 보내는 관상동맥 혈관에 문제가 생겨 심장 근육 세포에 충분한 혈액이 가지 못하면 산소 결핍 상태(허혈 상태)가 된다. 이것이 '협심증', '심근경색'이며 통칭해서 '허혈성 심장질환'이라고 한다.

환자들은 가슴이 뻐근하면 협심증을 걱정하여 병원에 오는 경우가 많다. 협심증은 관상동맥 혈관이 동맥경화 또는 혈전으로 손상 입거나, 혈관에 덮인 평활 근육 수축으로 혈관의 지름이 감소하여 심장 근육으로 피가 충분히 가지 못하는 상태로 발생한다. 그러면 심장 근육에 일시적인 산소 부족이 생기고 '가슴이 쥐어짠다', '왼쪽 어깨가 아프다', '명치가 아프다' 같은 다양한 증상을 느낀다. 협심증은 혀 밑에 혈관확장제인 나이트로글리세린을 투여하면 아픈 증상이 사라진다. 좁아진 관상동맥 혈관에는 혈전이 잘 생긴다. 응고된 혈액 덩어리인 혈전이 혈관을 막아서 심장으로 가는 혈류가 막힌 것이 심근경색이다. 관상동맥 혈관이 완전히 막히면 심장에 산소 공급이 되지 않아 심장 근육이 죽기 시작한다. 한번 죽은 심장 근육 조직은 그 후 혈류 부족이 해소되어도 살아나지 않는다. 그래서 심근경색은 치료가 늦어지면 목숨을 잃을 만큼 위험하다.

심장에 있는 신경은 직접적으로 통증을 느끼지 못한다. 그러나 심장에서 뭔가 잘못되고 있다 싶으면 심장 신경이 불안정한 상태가 된다. 이어 그 신경들이 척추를 가로지르면서 팔이나, 가슴과 연결된 다른 신경에 통증 자극을 일으켜 누전을 일으키는 것이다. 그래서 팔이나 가슴, 턱 등 어디에 있는 신경이든 합선될 수 있다. 우리의 뇌 역시 가만히 있지 않는다. 미주신경을 자극해 위통을 일으키고 식은땀이 나게 하는 등 쉴 새 없이 신호를 보낸다. 그러나 심장의 신경이 척추를 가로지르지 않는다면 심장이 발작하는 동안에도 불편감을 전혀 느끼지 못한다. 그래서 그토록 많은 사람이 심장 발작이 일어나고 있는데도 전혀 깨닫지 못하는 것이다.마이클 로이젠·메멧 오즈, 『새로 만든 내몸 사용설명서』, 유태우 옮김, 김영사, 2014, 49쪽

'허혈성 심장질환'은 초기에는 증상이 아주 미미해서 눈치채기 어렵다. 휴지를 변기에 버려도 금방 변기가 막히지 않듯이 말이다. 또 뇌처럼 심장도 통증을 직접 느끼지 못한다. 흔히 우리는 콧물이 줄줄 흐르고 기침하면 괴로워서 병원을 찾지만, 사실 감기는 푹 쉬면서 기다리면 나을 수도 있다. 그러나 심장은 아주 심각한 상태가 아니면 아무런 증상이 없어서 돌연사하는 경우가 종종 있다. 하지만 너무 두려워할 필요는 없다. 우리나라는 건강검진시스템이 아주 잘 되어 있기 때문이다. 건강검진에서 피검사를 통해 심근경색을 일으키는 주범인 혈압과 고지혈증을 진단하고 관리할 수 있다. 그러면 허혈성 심장질환뿐 아니라 고혈압을 오랜 기간 방치하여 심

장이 커지고 숨이 차는 심부전도 미리 예방한다.

그러면 처음 이야기로 돌아가 보자. 똑같이 가슴이 답답했지만, 한 명은 심장 혈관을 수술했고 한 명은 자율신경 이상에 의한 공황장애 증상으로 인지했다. 이 둘의 차이는 심혈관에 적합한 검사와 치료를 시행했는지였다. 40세가 넘으면 우리 몸은 여기저기 고장이 나기 시작한다. 그중 생명과 직결되는 가장 위험한 부분이 심혈관이다. 자동차 엔진이 고장 나면 자동차가 멈추듯이 심장이 고장 나면 우리는 대부분 죽거나 아주 위급한 상태에 빠진다. 그래서 자동차 정기검진이 있듯이 사람도 규칙적인 심혈관 검진을 하는 것이 유용하다.

심장, 사랑의 상징

'가슴이 아프다'라는 말만 들으면 여러 가지 추측이 가능하다. 실연해서 마음이 아픈 것을 말하기도 하고, 심장 혈관이 수축하여 생긴 통증을 말할 수도 있다. 심장은 영어로 '하트'(heart)이다. 하트의 상징이 흔히 의미하는 바는 로맨스, 사랑이다. 연인을 보면 가장 먼저 반응하는 것이 심장이다. 그래서인지 우리는 심장을 사랑이 불붙은 연인처럼 열정적이고 뜨겁다고 상상하기도 한다. 한의학에서도 심장은 오행五行: 木·火·土·金·水 중 불에 해당한다. 그런데 심장은 불은 불인데 뜨겁지

동네 병원 인문학

않은 불이다. 차가운 물의 성질을 품고 있기 때문이다. 그래서 심장을 따뜻한 군화君火라고 한다.안도균, 『동의보감, 양생과 치유의 인문의학』, 172쪽 군화는 군주의 불이란 말인데 우리 몸을 전체적으로 관리하는 심장의 속성을 상기하면 이해된다. 진정한 군주는 시골 구석에 있는 백성까지 두루 살피지 않는가. 이처럼 심장도 우리 몸의 중심에 있으면서 사지말단까지 골고루 피를 공급하는 역할을 한다. 피가 사지말단으로 흘러서 팔다리를 제대로 움직이는 모든 순간에 심장이 관여하는 것이다.

에리히 프롬은 『사랑의 기술』에서 사랑은 '참여하는 것'이지 '빠지는 것'이 아니라고 말한다. "가장 일반적인 방식으로 사랑의 능동적인 성격을 말한다면, 사랑은 본래 '주는 것'이지 받는 것이 아니라"에리히 프롬, 『사랑의 기술』, 황문수 옮김, 문예출판사, 2021, 42쪽고 한다. 에리히 프롬이 말하는 참여하는 사랑은 군주지관君主之官인 심장『황제내경』, 「소문」이 하는 일과 닮았다. 심장이 불타는 연애처럼 타올랐다 꺼지는 속성처럼 작동한다면 우리의 생명은 아주 위험한 상황에 자주 처하게 될 것이다. 교향곡의 전 악장을 책임지는 지휘자처럼 꾸준한 열기로 계속 작동해야 한다. 진짜 사랑은 베풀지만 받기를 기대하지 않는 마음인 것이다. 살아 있는 동안 어떤 상황에도 뛰는 심장처럼, 심장이 뛰는 살아 있는 내내 능동적으로 주는 사랑을 실천해보면 어떨까. 매 순간 기쁨일 것이다.

감기와
독감,
다르게 겪기 !

매년 9월이 되면 우리 병원은 "새로운 독감 예방주사가 들어왔습니다" 하고 안내지를 출력하여 환자들이 잘 볼 수 있는 곳에 붙인다. 독감은 기침, 콧물 그리고 열을 동반한다. 기저질환이 있는 환자의 경우에는 합병증이 발생할 가능성이 높기 때문에 노약자들에게는 매년 예방주사 맞기를 권한다. 우리가 흔하게 걸리는 감기와 독감은 초기 증상이 비슷하며 모두 바이러스 질환이다. 그런데 둘의 차이점을 보자면, 매년 예방주사를 권하는 독감과 달리 감기는 예방주사가 없다. 그럼, 이 두 질환은 무엇이 다를까?

왜 항생제 안 줘요?

감기로 내원하는 환자 중 가끔 항생제 처방을 원하는 경우가 있다. 이유는 간단하다. 빨리 낫고 싶어서다. 그럼 나는 이렇게 말한다. "감기는 7일!" 약을 먹어도 7일, 약을 먹지 않아도 7일이 지나야 감기에서 회복된다는 말이다. 더욱이 감기 치료에는 항생제를 쓰지 말아야 한다. 감기는 바이러스 질환이기 때문이다. 항생제는 세균의 세포막을 파괴하여 균을 죽이는데 바이러스는 세포막이 없다. 고로 항생제는 감기 치료에 효과가 없다. 그렇다면 세균은 뭐고 바이러스는 뭘까?

2024년에는 우리가 아픈 원인이 세균이나 바이러스 때문이라는 것을 대부분 평범하게 인지하고 있다. 그런데 눈에 보이지 않는 작은 생물, 즉 미생물(microorganism)이 인간 질병의 원인으로 밝혀진 것은 불과 500년 전이다. 흑사병은 14세기 중세 유럽 인구 최소 1억 명의 목숨을 앗아간 인류 역사상 최악의 질병이다. 미생물의 존재를 몰랐던 당시에는 토성, 목성, 화성이 일직선에 놓일 때 오염된 증기가 바람에 실려 흑사병이 퍼졌다고 발표했다. 이후 1600년대에 현미경이 발명되고도 한참 뒤인 1894년에 비로소 흑사병의 원인이 세균인 페스트균이라는 것을 발견했다. 그제야 항생제로, 세균으로 인한 질병인 흑사병 치료도 가능해졌다.

19세기 말부터는 세균보다 작은 것이 병을 일으키는 것을 알게 됐다. 바로 바이러스다. 바이러스는 라틴어로 '포이즌'(poison)이다. 이는 '독'이란 뜻으로 인체에 해를 끼치는 물질이란 뜻이다. 즉 어원을 살펴보면 세균은 아닌데 사람 몸을 아프게 하는 무엇인가를 바이러스라 부르기 시작한 것이다. 1930년쯤 전자현미경이 발달되어 바이러스를 직접 확인할 수 있게 되면서 바이러스 생리를 더 자세히 알게 되었다.

우리 몸의 질병을 일으키는 세균과 바이러스! 둘은 모두 눈에 보이지 않을 정도로 미세하다. 둘의 차이는 스스로 생존하는 능력의 유무이다. 세균은 세포막을 가지고 있고 이분법으로 분열하여 자체 복제가 가능하다. 스스로 생존할 수 있다는 뜻이다. 그래서 세균에 의한 질병은 세포막을 파괴하는 항생제가 치료제로 쓰인다.

이에 반해 바이러스는 세포막이 없고 혼자 증식하지 못한다. 하여 바이러스 질환인 감기나 독감에는 항생제가 소용없다. 바이러스는 자손을 남기려면 숙주가 필요하다. 숙주가 없는 상태의 바이러스는 자기 복제를 하지 못하는 단순한 단백질과 핵산* 덩어리인 무생물 상태로 존재한다. 그러나 숙주가 바이러스에 감염되면 숙주의 세포 안에서 영양분을 얻어 복제하고 세포 간의 감염을 통해 증식한다. 이렇게 바이러스는 생물과 무생물의 특성을 모두 가지는 것이다. 바이러스 혼자일 때는 그냥 단백질 덩어리였다가 숙주를 만나면 숙주 시

---

* 핵산(nucleic acid): 생명체에 필수적인 생체분자이다. DNA, RNA를 모두 포함한다.

스템을 이용하여 자식을 생산한다는 사실은 어딘지 기묘하게도 느껴진다. 묘한 경계인처럼 느껴지는 바이러스! 그렇다면 바이러스가 원인인 감기와 독감의 차이는 무엇일까?

감기, 변화에 마주치는 사건

감기와 독감의 가장 큰 차이는 예방주사가 있느냐 없느냐이다. 결론적으로 말하면 독감만 예방주사가 있다. 환절기만 되면 많은 사람이 감기에 걸리고 괴로워하는데 왜 감기 예방주사는 없는 것일까?

환자가 들어오면서 "지난번하고 똑같이 아파요" 하면 대부분 감기다. 이처럼 감기는 급성 질환 중 가장 흔하지만, 그 원인이 되는 바이러스는 200개가 넘는다. 그래서 특정 예방주사를 만들 수가 없다. 이에 반해 독감은 '인플루엔자 바이러스'에 의한 질환을 말한다. 그래서 '인플루엔자 바이러스'에 대한 예방주사를 만들 수가 있다.

겨울에서 봄·여름에서 가을로 넘어가는 환절기에 감기 환자가 특히 많다. 왜 그럴까? 변화하는 시기라 그렇다. 이는 마치 어린이가 어른이 되는 과정인 사춘기와 비슷하다. 사춘기를 겪을 때 흔히 홍역을 치른다고 한다. 이 말인즉슨 몸의 변화가 일어나서 혼란을 겪는다는 것이다. 이처럼 환절기에는 날씨의 변화가 큰데 우리는 매번 공기를 들이쉬고 내쉬어야 하므로 급변하는 대기의 변화에 영향을 받을 수밖에 없다. 환절기가 되면 대기 중 수분, 먼지, 미생물들이 바뀐다. 이 변화의 시기에 마주치는 사건이 감기이다. 특히 어린 아이의 경우 감기는 면역력을 획득하는 중요한 과정이다. 세상의 다양성에 노출되어 성장하는 통과의례가 감기라 볼 수 있다.

동양 의학에서는 여름에서 가을로 넘어가는 변곡점, 이때를 '금화교역'金火交易이라고 한다. 불[火]기운에서 금金으로 완전히 다른 존재로의 변이가 일어나는 시기이다. 이때 감기에 가장 많이 걸린다. 봄·여름에는 발산하는 기운을 써야 하지만 가을이 되면 열매를 맺듯이 수렴하는 쪽으로 기운의 방향을 돌려야 한다. 양에서 음으로 기운 장이 바뀌기 때문이다. 이렇게 자연의 변화에 순응하기 위해 나도 다른 존재로 변해야 한다. 여름에는 해가 길어 활동량이 많아도 괜찮다. 그러나 가을이 되면 해가 빨리 지니 활동량도 줄이고 일찍 자는 것이 좋다. 여기에 어깃장을 부리면 면역력이 떨어져 감기에 걸리기 쉽다. 예컨대 여름에는 머리를 말리지 않고 젖은 머리로 외출해도 된다. 그러나 가을이 되어 기온이 떨어지고 서리가 내리는데 젖은 머리로 외출하면 찬바람을 만나 바로 감기에 든다. 감기를 자주 앓는다면 괴롭다고만 하지 말고 변화의 시기에 내가 어떤 생활 습관을 고집하는지 관찰하는 것이 필요하다.

내가 내 스스로 나 자신을 변화시킨다는 것은 습관적이고 자동화된 이야기 방식을 바꾼다는 뜻이다. 새로운 내면 소통방식을 체득하고 습관화한다는 뜻이다. 나와의 소통방식과 내용이 달라지면 '나'라는 사람 자체가 달라진다. 김주환, 『내면소통』, 인플루엔셜, 2023, 169쪽

감기는 습관적으로 행동하는 나의 일상을 돌아보게 하는 사건이다. 나를 변화시키는 것은 자동화된 내 생활 태도를 알아차리는 것이다. 감기로 아픈가? 바로 지금이 외부로 향했던 시선을 거두고 나를 돌볼 때이다.

독감, 멈추는 기회!

특별한 경우를 제외하면 감기로 생명을 잃지는 않는다. 그러나 독감은 감기와 달리 목숨을 잃을 수도 있다. 또 독감은 감기처럼 시간이 지나면서 저절로 좋아지지 않기도 한다. 일부 면역력이 떨어진 사람이나 어르신들은 고위험 합병증인 폐렴으로 진행되어 사망에까지 이를 수도 있다. 독감은 감기보다 위험한 질병이다.

제1차 세계대전(1914~1918)과 맞물려 대유행한 스페인 독감*은 당시 전쟁 사상자보다 더 많은 사람의 목숨을 앗아갔

다. 지금은 독감의 원인이 인플루엔자 바이러스임을 알기에 대처할 수 있다. 바이러스는 계속 변하기 때문에 WHO에서 독감 바이러스의 변이를 예측하여 매년 새로운 독감 예방주사를 만든다.

역사적으로 보아도 독감이나 코로나 같은 전염병은 지속할 것이다. 바이러스가 계속 변이하기 때문이다. 인류가 아무리 노력해도 바이러스의 변이를 따라잡을 수는 없다. 치료제를 만들면 치료제에 적응한 바이러스의 변종이 생긴다. 그러면 다시 새로운 예방주사를 개발하는 사이클이 계속해서 반복될 것이다. 그렇다면 우리는 바이러스에 걸릴까 봐 마냥 무서워만 해야 할까?

몸이든 생활이든 균형이 깨지면 면역력이 약해진다. 약해진 면역 체계는 바이러스의 공격에 취약해진다. 독감에 걸렸다는 말은 곧, 균형이 깨졌다는 뜻으로 해석할 수 있다. 고로 균형이 맞게 생활하면 바이러스가 유행하더라도 내 몸에 염증을 일으키지 못한다. 우리 몸의 균형뿐 아니라, 전 지구적으로 보면 생태계의 균형이 깨져 코로나가 창궐했다고도 볼 수 있다.

---

* 1918년 유럽에서 창궐한 독감이다. 당시 중립국이었던 스페인에서 언론검열이 없어 독감을 집중적으로 보도해서 스페인 독감이라고 불렀다. 인플루엔자 A형 바이러스의 변형인 H1N1 바이러스에 의해 유행한 독감이다.

다시 우리 몸의 관점으로 돌아와, 독감에 걸렸다면? 지금 내가 심각하게 불균형 상태란 뜻이다. 개인마다 신체 조건이나 생활 습관이 달라서 어떤 것이 균형을 이룬 상태라고 말할 수는 없다. 그러나 몇 가지는 공통으로 적용된다. 잠과 운동, 그리고 식사다. 잠자는 시간은 몸의 면역 세포들이 활발하게 활동하는 시간이다. 충분한 수면과 가벼운 운동, 수분이 풍부한 식사는 바이러스가 일으킨 염증, 일종의 불이 난 상태를 진정시키고 예방도 해주는 데 탁월하다.

독감에 걸리면 너무 아파서 평상시처럼 생활하기가 힘들 수 있다. 이때는 정말 푹 쉬고 또 쉬어야 한다. 회사나 학교를 빠지는 것에 죄책감을 가질 필요가 없다. 심리가 안정되는 잔잔한 음악을 듣거나 은은한 조도로 조명의 밝기를 조절한 곳에서 편안한 자세를 취하며, 자신이 가장 편안하다고 느끼는 공간에서 충분히 쉬어야 한다. 이런 태도가 독감에 걸린 나에게도 좋고, 독감에 걸리지 않은 타인에게도 좋다. 독감인데 외부 활동을 하면 다른 사람에게 전파하고, 무리하면 2차 합병증인 폐렴에 걸릴 수 있기 때문이다.

독감이 유행하는 시기에는 예방접종이 가장 효과적인 예방법이다. 한편, 외출할 때 마스크를 쓰고 외출 후 손을 깨끗이 씻으면 전염성 독감에 걸릴 확률을 낮춘다. 그렇게 했음에도 독감에 걸렸다면 어떻게 해야 할까? 나는 병의 역사를 공

동네 병원 인문학

부하고 명상 수행을 하면서 "아파도, 산다!"라는 삶의 모토가 생겼다. 이렇게 변이가 많은 바이러스와 함께 살아가야 한다면 우리는 병을 대하는 태도를 바꿔야 한다. 니체는 '적은 나를 고양하고 향상하는 자'라고 말한다. 감기나 독감이 내 생활을 점검하게 해주는 '적'이라고 생각하면 어떨까? 우리는 건강할 때 자신을 챙기지 않는다. 아프면 비로소 자기를 돌아보게 된다. 환절기의 변화에 순응하지 않고 이전의 생활을 고집하면 감기 또는 독감이라는 적이 찾아온다. 목표를 향해 정신없이 달리던 우리는 독감이라는 적 덕분에 잠시 하던 일을 멈추게 된다.

언젠가 나도 독감에 걸려 병원 문을 며칠 닫은 적이 있다. 너무 아파 아무것도 할 수가 없었다. 그때 기분이 묘했다. 아무것도 하지 않고도 지낼 수 있다니! 최소한만 움직이고 물만 마시며 몸을 따뜻하게 한 상태로 약을 먹고 기다렸다. 3일 정도 심하게 앓고 나니 일상의 작은 것들이 다르게 보였다. 아픈 환자에 대해서는 더 공감하게 되었다. '멈추면 비로소 보이는 것들'(혜민 스님 책 제목)이 참 많다. 숨 쉬는 것도, 환한 햇살도, 목으로 넘어가는 물 한 방울도 참 귀하게 느껴지는 시간이다. 모든 순간 충만하고 매사에 감사한 마음이 생긴다. 이것이 나를 고양하는 일이 아니고 무엇이겠는가? 이왕 아픈 것! 편안히 쉬어 보자!

대사증후군,
움직이고
적게 먹어라!

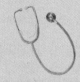

1년 전부터 우리 병원에서 고혈압과 고지혈증으로 약을 먹고 있던 29세 조카가 연락했다. 배가 너무 아파서 대학병원 응급실에 갔더니 급성 담낭염으로 진단받았다는 것이다. 대학병원에서 수술해야 한다고 해서 당황하여 고모에게 전화했다고 말했다. 담낭膽囊(gallbladder)은 간에서 생성한 담즙을 저장하는 주머니이다. 담즙은 지방 덩어리를 작은 알갱이로 쪼개 소화가 잘되도록 한다. 그러다 보니 기름진 음식을 많이 먹으면 간에서 담관을 통해 십이지장에 담즙이 많이 나오게 된다. 담즙은 콜레스테롤, 지방산, 담즙산염의 세 가지로 이루어져 있으며, 이들의 구성 비율은 생체 내에서 정확하게 조절된다. 여러 가지 이유로 이러한 성분 비율에 변화가 생기면 찌꺼기가 생기고, 이 찌꺼기가 뭉쳐서 돌처럼 단단하게 응고되는데 이를 담석이라고 한다. 그런데 이 담석이 세균에 감염되면 담낭염을 일으키는데, 조카가 바로 이 경우였다.

치료법은 보통 담낭을 제거하는 것이다. 염증이 일어난 담낭을 그대로 두면 터져서 복막염으로 진행하여 더욱 위험한 상태가 되기 때문이다. 따라서 조카에게 수술이 꼭 필요하다고 설명했다. 그런데 조카는 콜레스테롤 수치가 높고 혈압이 높은 대사증후군(Metabolic Syndrome) 질환으로도 치료 중이었다. 보통 이런 대사증후군은 40대 이후에 많이 발생한다. 그래서 국가 건강검진에도 40대 이후에 콜레스테롤, 당뇨, 혈압을 필수로 검사하고 있다. 그런데 20대 청년이 대사증후군이다. 왜일까?

만병의 원인, 인슐린 저항성

대사증후군은 한 사람에게 비만, 고혈당, 고지혈, 혈압 상승같은 대사 위험이 겹쳐 있어 심장질환과 뇌혈관질환의 위험이 증가한 상태를 일컫는다. 학계에서는 대사증후군의 가장 큰 원인이 '인슐린 저항성'이라고 연구되고 있다.

인슐린(insulin)은 췌장에서 분비되는 호르몬으로, 혈당 수치를 일정하게 조절하고 모든 세포의 대사 합성 과정에 관여하는 만능열쇠의 역할을 한다. 이 열쇠가 고장 나기 시작하는 상태가 인슐린 저항성을 일으킨다. 인슐린 저항성은 인슐린에 대한 민감성이 떨어져 결과적으로 인슐린이 과다 분비되는 상황이다. 이렇게 인슐린 양은 충분한데 인슐린 민감성이 떨어지면 혈액에 있는 포도당이 세포 안으로 충분히 들어가지 못하게 된다. 결국에는 혈당 수치가 상승하여 당뇨병 중 우리나라에서 가장 흔한 2형 당뇨로 발전하기도 한다. 인슐린 저항성이 지속되면 당뇨가 된다는 뜻이다. 또 인슐린 수치가 비정상적으로 높아지면 혈관 벽을 두껍게 만들어 고혈압으로 이어지도록 만든다. 그리고 혈중 콜레스테롤도 높아져 담낭 결석을 만들기 쉬운 상태가 되기도 한다. 앞에서 말한 조카가 이 경우이다. 이외에도 여성은 난소 기능이 억제되어 난임이나 불임의 원인이 되고, 멜라닌 색소를 많이 만들어 피부색이 어두워지고 쥐젖이 많이 생긴다. 현대인들에게 흔한 역류성 식도염, 암세포 증식, 치매와 노인성 골절, 치료가 어려운 편두통도 인슐린 저항성과 관계가 있다. 인슐린이 모든 세포의 성장에 관여하기 때문이다. 이렇게 보면 만병의 원인이 인슐린 저항성인 것 같다.

움직이기만 해도 반은 해결

그렇다면 인슐린 저항성은 왜 생기는 것일까? 유전적 요인과 환경적 요인이 있다. 유전적 요인은 당뇨 가족력을 말한다. 다행히도 "유전적 돌연변이는 대단히 드물다"벤저민 빅먼, 『왜 아플까』, 이영래 옮김, 북드림, 2022, 125쪽는 연구 결과가 있다. 당뇨의 발병에 가족력이 중요하지만 지나치게 걱정하지 않아도 된다는 말이다. 그래서 환경적인 요인이 매우 중요하다. 환경적 요인은 운동 부족과 과다한 영양 섭취이다. 그 결과 생기는 비만은 닭과 달걀 중 어느 것이 먼저냐 하고 따지는 것처럼 인슐린 저항성과 밀접한 관계가 있다. 인슐린이 지방 세포의 성장을 지시하기 때문이다. 이런 이유로 최근 20, 30대 나이에 비만인 동시에 인슐린 저항성으로 인한 당뇨 고위험군이 증가하고 있다.

다행히 인슐린 저항성은 생활 습관을 바꾸면 대부분 해결할 수 있다고 본다. 인슐린 저항성의 위험과 관련된 가장 중요한 삶의 요소가 운동과 먹는 음식이다. '뭐야, 다 아는 이야기잖아' 하고 치부하지도 말고, 혹독한 운동과 다이어트를 상상하며 괴로워할 필요도 없다. 이전의 상식을 버리고 인슐린 저항성의 맥락으로 운동을 먼저 살펴보자.

건강한 사람도 며칠만 몸을 많이 움직이지 않으면 인슐린 저항성이 눈에 띄게 나타나며 나이가 들수록 심화된다. 단 일주일만 몸을 많이 움직이지 않으면 인슐린 저항성은 7배가 높아진다. 벤저민 빅먼, 『왜 아플까』, 170쪽 우리 몸은 근육 운동을 하면 인슐린 수용체가 늘어서 인슐린 저항성을 개선한다. 그러므로 체중 감소 여부와 상관없이 몸을 움직여서 근육을 쓰면 인슐린 저항성이 줄어든다는 점을 기억하자. 2시간 동안 계속 앉아 있던 사람이 앉았다 일어나기를 반복한 사람에 비해 식후 혈당이 2배 정도 높았다. 즉, 계속 앉아서 한 자세를 유지하며 움직이지 않는 것이 인슐린 저항성 측면에서 위험하다는 것이다. 사무실에서 업무를 보느라, 독서실에서 공부하느라, 피시방에서 게임에 몰두하여 움직이지 않는 것이 정말 좋지 않다는 뜻이다. 알람 설정을 하여 20분마다 스트레칭을 하거나 자세를 바꾸어 주기만 해도 식후 혈당은 떨어진다.

알고 먹자!

우리 몸은 일어나고 잠자는 리듬에 따라 호르몬들이 밀물과 썰물처럼 주기적으로 움직인다. 수면 주기 마지막에 최고조에 달하는 호르몬들인 카테콜아민, 성장 호르몬, 코르티솔은 혈당을 높이는 작용을 한다. 덕분에 혈당 수치가 올라가서 혈액 내 당을 조직으로 이동시키고자 인슐린 수치도 올라간다. 이렇게 이른 아침에 일시적으로 인슐린 저항성이 생기니, 아침 식사로 무엇을 먹느냐가 아주 중요하다.

늦잠을 자거나 직장이 멀어 바쁜 현대인은 아침 식사를 간편식으로 많이 한다. 과일 주스, 시리얼, 죽, 토스트 등이다. 정제 탄수화물*이 가득한 아침 식사는 인슐린 분비를 촉진한다. 인슐린은 지방의 연소를 막고 오히려 지방 세포 성장을 촉진하기 때문에, 결과적으로 우리 몸은 살이 찌게 된다.

지나치게 많은 인슐린이 인슐린 저항성의 주된 동인이라는 것을 알면, 해법의 반응 사슬이 확연히 드러난다. 탄수화물을 적게 먹는다 = 혈당이 떨어진다 = 혈중 인슐린이 개선된다 = 인슐린 민감성이 개선된다. 인슐린이 낮아지면 '인슐린 장치'에 재설정(민감성 회복)이 이루어진다. 벤저민 빅먼, 『왜 아플까』, 196쪽

단백질은 인슐린 분비를 약하게 유발하고 정제 탄수화물은 폭발적으로 인슐린 분비를 올린다. 그래서 과자나 빵같이 부드럽고 달콤한 음식은 피하고 단백질 식품인 달걀, 우유, 두부가 아침 식사로 좋다. 더불어 강낭콩, 병아리콩, 통밀빵, 현

* 정제 탄수화물은 가공과정에서 자연 상태의 섬유질이 제거된 상태이다. 대표적으로 밀가루, 설탕, 백미가 있다. 빵, 케이크, 백미, 떡, 라면, 아이스크림 등이 정제 탄수화물로 만든 식품이다.

동네 병원 인문학

미같이 혈당 지수[**]를 적게 올리는 음식을 택하면 좋다. 한 가지 놀라운 사실은 지방이 인슐린 분비를 전혀 유발하지 않는다는 것이다. 지방 함유가 높은 음식이 무조건 몸에 지방을 축적하는 것이 아니다. 그러나 비만한 경우는 좀 다르다. 비만이면 "지방 세포가 지나치게 커지면서 혈액 속의 면역 단백질 수치가 만성 염증 상태"벤저민 빅먼, 앞의 책, 152쪽가 된다. 이 경우는 지방을 먹으면 염증 반응을 통해 세라마이드[***] 상태로 바꾼다. 이후 세라마이드는 세포의 인슐린 민감성을 떨어트린다.같은 책, 153쪽

그러나 이를 해결하는 방법이 있다. 정제 탄수화물을 제한하고 지방 섭취를 늘리면 세라마이드 수치가 올라가지 않는다. 우리 병원에 오는 2형 당뇨병[****] 환자가 정제 탄수화물을 제한하는 식이요법으로 몸무게를 5kg 이상 줄였다. 그 결과 혈당 수치를 떨어뜨리는 당뇨 처방 약의 용량도 줄어들었

[**] 혈당 지수: 음식을 섭취한 뒤 혈당이 상승하는 속도를 0~100으로 나타낸 수치다. 혈당 지수가 높은 식품은 혈당을 빠르게 상승시켜 인슐린을 과잉 분비하게 하고, 인슐린이 과잉 분비되면 체지방 축적이 일어나 비만이 촉진될 수 있다.

[***] 세라마이드(ceramide): 세포막에 다량으로 존재하고 있는 지질을 말한다. 세포 분화, 성장, 사멸 등의 다양한 세포 신호전달에 관여하고 있다.

[****] 당뇨병은 제1형 당뇨병과 제2형 당뇨병으로 나눌 수 있다. 제1형 당뇨병은 췌장에서 인슐린이 전혀 분비되지 않아서 발생하며 한국에는 드물다. 반면 제2형 당뇨병이 한국에서 일반적이며 인슐린 분비 기능은 일부 남아 있지만 여러 가지 원인에 의해 상대적으로 인슐린 저항성이 증가하여 발생하는 경우이다.

다. 정제 탄수화물 제한이 인슐린 저항성을 개선해 준다는 것을 진료 현장에서 체험한 것이다.

절제의 미덕

우리는 지금 영양 과잉의 시대에 살고 있고, 내가 먹는 것을 선택할 수 있다. 음식의 종류뿐 아니라 먹는 시간도 그렇다. "1980년대까지는 간식이 존재하지도 않았다."벤저민 빅먼, 『왜 아플까』, 190쪽 현대사회에는 주변에 언제든 손쉽게 구할 수 있는 먹거리가 풍부해서 마음만 먹으면 어느 때보다 자주 먹을 수 있게 되었다. 덕분에 다양한 식이요법이 세상에 쏟아져 나왔다. 조금씩 자주 먹기, 한 달에 한 번 24시간 단식하기, 간헐적 단식과 같은 식이요법이다.

그중 최근에는 간헐적 단식이 주목받았다. 단식의 효과는 인슐린의 상대역인 글루카곤* 덕분이다. 인슐린이 몸 안의 에너지를 절약하려고 한다면, 글루카곤은 에너지를 사용하고자 한다. 먹는 것이 들어오지 않으면 인슐린이 줄고 글루카곤이 늘어나 지방 분해를 활성화하여 에너지를 사용하게 한다. 덕

---

* 글루카곤(glucagon)은 췌장의 랑게르한스섬 알파 세포에서 분비되어 인슐린과는 반대로 혈당을 올리는 역할을 하는 호르몬이다.

분에 살이 빠진다. 이 효과를 노리는 식이요법이 간헐적 단식이다.

먹거리의 풍부함과 간편함이 인간에게는 인슐린 저항성이라는 어두운 그림자를 가져왔다. 그 결과 젊은이도 온갖 성인병에 시달리게 되었다. 왜 이렇게 되었을까? 닭이 알을 품으면 병아리가 되듯이 질문을 품으면 그 답을 주는 책을 우연히 만나는 경험이 있다. 내게는 『신화의 식탁 위로』가 바로 그 책이다. 책은 신화를 통해 본 '먹기 문화'를 넷플릭스 드라마보다 더 흥미진진하게 설명하고 있었다. 인류가 50~100만 년 전 불을 사용하게 되면서오선민, 『신화의 식탁 위로: 레비-스트로스와 함께하는 기호-요리학』, 북드라망, 2023, 76쪽, 음식을 익혀 먹게 된 것은 대부분이 아는 상식이다. 그런데 신화에서는 인류가 불을 사용하게 된 후 불의 윤리를 만드는데, 바로 '절제'오선민, 앞의 책, 92쪽라고 한다.

보로로족의 신화 '불의 기원'에서 원숭이와 표범을 예로 들어 '절제'에 대해 이야기한다. 신화 속 원숭이는 게걸스러운 프레아 들쥐와 달리 절제할 줄 아는 동물로 묘사되어, 힘든 역경에서 살아남아 불 피우기를 발명한 뒤 그 기술을 사람들에게 나누어 준다. 탐식이야말로 초문화적 존재인 원숭이에게 어울리지 않는 일이라는 것을 알 수 있다. 원숭이는 절제하는 미덕을 지녔기 때문에 불을 발명했고 이 불을 사람들이 잘 쓰도록 가르칠 수도 있는 것이다. 절제하는 원숭이와 달리 신화에서는 표범을 탐식가로 묘사한다. 표범은 원하는 것을 얻기 위해 세상 끝까지 달려가서 원숭이가 올라간 나무를 끝없이 흔든다. 그러자 원숭이는 나무 밑 표범의 입속으로 직접 뛰어들어 가 표범의 배를 터지도록 채운 뒤 그 위장을 찢고 밖으로 나온다.오선민, 『신화의 식탁 위로』, 95쪽 여기서 저자가 말하는 메시지는 무엇일까? 표범처럼 자기 배만 마구 채우는 욕망은 터지게 되어 있다는 것이다. 불을 사용하여 음식을 익혀 먹고 잘 살려면 제일 먼저 배워야 하는 것이 절제라니! 어쩌면 2025년 풍요로운 시대에 생긴 만연한 질병의 원인인 인슐린 저항성은, 신화가 가르쳐 주던 '절제의 미덕'이 사라진 결과가 아닐까.

2,500년 전, 석가모니 부처가 있던 시대에도 출가 수행자들에게 음식에 대한 절제를 가르쳤다. 오후 불식不食이 바로 그것이다. "때아닌 때에는 먹지 말고, 낮 12시 이후부터 다음 날 아침 해 뜰 때까지 음식을 먹지 않는 오후 불식"을 전통적으로 지키게 했다. 때아닌 때 먹지 않는 것은 간식을 먹지 않는 것이다. 오후 불식은 단식 상태를 만들어 인슐린 저항성을 개선한다. 결과적으로 수행자에게는 당뇨나 고혈압 같은 성인병, 머리가 아픈 편두통, 속이 쓰리고 괴로운 역류성 식도염도 나타나지 않는다. 절제의 미덕이 건강하게 수행에 전념할

동네 병원 인문학

수 있는 최상의 조건을 만드는 것이다. 회식이 많은 현대인은 오후 불식이 불가능할 수 있다. 대신 오전 불식은 어떤가? 오전 불식은 아침을 거르고 점심과 저녁을 먹는 방법이다.

먹거리가 풍부한 대한민국에 사는 우리는 절제의 미덕을 배우는 것이 필요하다. 때가 아닐 때 수시로 먹는 간식을 중단하고 약간 배고픈 상태를 즐기며 규칙적으로 식사하는 것이다. 배고픈 상태가 인슐린 저항성을 개선한다는 것을 기억하면 좋겠다. 지금 아프냐? 적게 먹어라!

잠,
만병통치약!

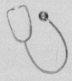

평소 자전거를 즐겨 타고 각종 스포츠를 즐기며 술도 먹지 않는 친구가 있다. 어느 날 그가 너무너무 피곤하다면서 어떤 약을 먹어야 하는지 문의했다. 나는 먼저 하루를 어떻게 보내는지 물었고, 현역에서 은퇴한 그의 일상을 듣고 깜짝 놀랐다. 그는 정오쯤 일어나서 간단하게 밥을 먹고 운동한 후 저녁 6시부터 9시까지 잠깐 일한 뒤 집에 돌아와서 유튜브를 보며 새벽 서너 시에 잠이 든다는 것이다. 평소 운동을 좋아하고 건강을 소중하게 생각하는 그 친구가 잠을 이렇게 홀대하다니! 나는 의사로서 충분한 수면시간을 확보해 보라고 했다.

바보야, 문제는 잠이라니까!

요즈음 이 친구처럼 새벽에 잠드는 사람이 많다. 이렇게 새벽까지 깨어 있는 이유는 100년 전 에디슨이 전구를 발명해 어떤 시간대에도 빛을 쪼일 수 있도록 한 덕분이다. 2,000원도 안 되는 돈으로 살 수 있는 전구는 초롱불을 쓰며 해가 지면 잠들던 인간 삶의 패턴을 획기적으로 바꾸었다. 밤도 한낮처럼 환해 불야성을 이룬다. "전구와 함께 잠은 게으름의 증거일 뿐이라는 에디슨의 개념은 세상 사람들의 일하는 방식을 확 바꾸어 놓았다." 이 발명품으로 '24시간 노동력'데이비드 랜들, 『잠의 사생활』, 이충호 옮김, 해나무, 2014, 43~44쪽이 탄생했다.

산업이 발전하던 1900년대는 밤늦게까지 일하는 것이 당연했다. 경제 발전이 최우선이라는 신념 덕분이다. 그런데 2000년대부터는 정시 퇴근이 중요한 근무 조건이 되었다. 퇴근 후의 자신만의 시간이 중요하다고 생각하게 되었기 때문이다. 그런데 이마저도 정시에 퇴근은 하지만 운동이나 자기계발이라는 명목으로 잠을 최대한 뒤로 미루게 되었다. 새벽 1~2시에 자는 50대 환자는 "이 시간이 유일하게 제가 혼자 즐길 수 있는 시간이라서 잠자기 아까워요"라고 한다. 10대~20대 젊은이는 새벽까지 학원 숙제나 취업 과제를 하고, 유튜브를 보고 게임을 하느라 늦게 자기도 한다. 이렇게 2025년을 사는 현대인은 모든 연령층에서 잠을 중요하게 생각하지 않는다.

그런데 니체는 이렇게 말한다. "잠에 대한 경의와 겸허!

이것이 으뜸가는 일이다! 그러니 잠을 이루지 못하고 뜬눈으로 밤을 새우는 사람 모두를 멀리하라!"프리드리히 니체, 『차라투스트라는 이렇게 말했다』, 정동호 옮김, 책세상, 2016, 42쪽 뜬눈으로 밤을 지새우며 쓴 편지를 낮에 읽으면 밤중에 적은 유치한 생각에 얼굴이 화끈거려서 편지를 찢어 버리지 않는가. 니체가 보기에 잠을 푹 자는 사람이야말로 철학적 사유를 명쾌하게 할 수 있다고 본 것이다.

또 『동의보감』에서는 잠드는 시간을 중요하게 말한다. 왜냐하면 "간에 혈血이 저장되는 때가 주로 잠자리에 들기 전, 시간으로는 술시戌時(19:30~21:30)쯤 되는 저녁 무렵"안도균, 『동의보감, 양생과 치유의 인문의학』, 165쪽이기 때문이다. 여기서 혈은 에너지원이 되는 피를 뜻한다. 낮에는 심장이 혈을 주관하고, 저녁에 혈이 귀가하는 곳이 '간'이다. 그래서 "사람이 누우면 혈이 간으로 돌아간다."(『소문』素問) 간은 피곤을 회복하는 곳이다. 혈이 귀가하는 시간인 술시를 지나서 너무 늦게 자면 간이 쉽게 회복하지 못한다. 이 시간에 음식을 섭취해도 쉬어야 할 간이 일을 해서 아침에 일어나면 피곤을 느낀다. 현대인이 저녁 늦게까지 야식을 먹고 새벽에 잠들어 피곤한 것은 적당한 시간에 잠들지 않고 음식까지 섭취해서 간이 회복할 타이밍을 놓쳤기 때문이다.

어떻게 잠이 들고 깰까?

그러면 우리 몸은 잠잘 시간이 되었음을 어떻게 알고 잠자리에 가는 것일까? 우리 뇌의 한가운데 있는 아주 작은 시교차상핵(suprachiasmatic nucleus)이 잠을 자는 시간과 깰 시간의 생물학적 리듬을 총괄하는 지휘자이다. 잠이 안 오면 멜라토닌 영양제를 먹는다는 이야기를 들어 봤을 것이다. 이 멜라토닌이 시교차상핵의 명령에 따라 어두워지면 솔방울샘(pineal gland)에서 혈액으로 분비된다. 분비된 멜라토닌은 뇌에서 몸 전체로 어둠의 신호를 전달하여 잠잘 시간임을 알린다. 그러면 잠을 적극적으로 생성하는 다른 뇌 영역들이 작동하기 시작한다. 달리기 경주에서 선수들이 뛰도록 휘슬을 부는 심판관이 멜라토닌이다. 심판관이 직접 달리는 사람이 아닌 것처럼 멜라토닌도 수면을 직접 일으키지는 않는다.매슈 워커, 『우리는 왜 잠을 자야 할까: 수면과 꿈의 과학』, 이한음 옮김, 사람의집, 2023, 39쪽

멜라토닌은 체내에서 자연스럽게 분비된다. 아침 햇빛을 쬐면 15시간 후에 멜라토닌 분비가 시작되고 심부 체온이 내려가고 자연스레 졸음이 오는 것이다. 시차가 바뀐 여행객에게 효과가 있는 멜라토닌이 일반인에게도 수면 보조제로 쓰이는 것은 수면 플라세보 효과매슈 워커, 앞의 책, 39쪽 덕분이다. 일단 잠이 들면 멜라토닌은 농도가 서서히 줄고 새벽에 햇빛이

눈을 통해 뇌로 들어오면, 솔방울샘에 제동 장치가 작동하면서 멜라토닌의 분비가 차단된다. 그러면 우리 몸은 수면을 끝내고 하루를 힘차게 시작하는 활동 시간이 되었다고 인지한다. 멜라토닌에 대해 중요한 사실은 빛에 민감하다는 것이다. 그래서 아침에 눈 뜬 뒤 햇빛을 듬뿍 받고 하는 산책이 저녁에 잠을 잘 들게 돕는다.

멜라토닌 이외에 뇌 속에 아데노신이라는 화학 물질도 수면과 관계있다. 깨어 있는 동안 뇌의 활동으로 ATP*가 소모되면서 생긴 아데노신은 뇌의 수용체에 결합하여 자고 싶은 욕구를 일으킨다. "고농도의 아데노신은 각성을 촉진하는 뇌 영역들이 내는 '소리'를 줄이는 동시에, 잠을 유도하는 영역들의 '소리'를 키운다."같은 책, 45쪽 사람들은 일어나서 활동한 지 12~16시간이 지나면 뇌 속 아데노신이 최고조에 도달해서 잠자리에 들고 싶은 욕구가 생기는 것이다.

하지만 우리는 아데노신의 수면 신호를 인위적으로 차단하는 방법을 알게 되었다. 바로 카페인이다. 카페인은 뇌에서 아데노신이 결합하는 수용체를 차단하여 졸음이 오는 신호를 막아 버린다. 카페인은 몸에 들어와서 50% 정도 제거되는 데

---

* ATP(Adenosine triphosphate, 아데노신 삼인산): 우리 몸의 가장 풍부한 분자로, 세포의 에너지 원천이다. ATP 가장 끝에 붙어 있는 인산기가 떨어져 나갈 때 자유 에너지가 방출되고 아데노신이 된다.

5~7시간 걸리고, 10~14시간이 지나야 완전히 효과가 사라진다. 그렇다면 저녁 7시에 마신 커피는 새벽 1시에도 반 정도의 카페인 각성 효과가 남아서 잠을 설치게 만들 수 있는 것이다. 카페인은 간 속의 효소를 통해 분해되는데, 드물게 카페인 분해 효소의 효율이 뛰어난 희귀한 유전자를 지닌 사람은 저녁에 에스프레소를 마셔도 잘 잔다. 그러나 나이를 먹을수록, 대부분의 사람들은 카페인을 분해하는 시간이 더 오래 걸리기 시작한다. 나 같은 경우에는 55세 즈음 오후에 마신 커피가 잠을 방해한다는 걸 깨닫고, 그때부터 하루 서너 잔 마시던 커피를 아침 일찍 한 잔으로 줄여 즐기게 되었다. 그런데 카페인은 커피뿐 아니라 홍차, 녹차, 살 빼는 약, 진통제, 다크 초콜릿, 아이스크림 같은 제품에도 들어 있다. 카페인을 많이 섭취하면 잠드는 것이 쉽지 않고, 푹 자지 못한다는 사실을 알았다. 그렇지만 맛있는 커피, 초콜릿이나 아이스크림을 먹는 것보다도 잠을 자는 것이 더 중요할까? 그렇다. 이제 잠의 중요성에 관해 이야기해 보려고 한다.

잠의 중요성

광고 문구였던 '미인은 잠꾸러기!'라는 말을 한 번쯤은 들어 봤을 것이다. 피부가 재생되는 것이 잠자는 동안 활발하게 움

동네 병원 인문학

직이는 성장 호르몬 덕분이니, 이 말은 과장이 아니다. 성장 호르몬은 어릴 때만 나오는 것이 아니고 어른이 되어서도 나온다. 성장 호르몬은 잠을 자는 동안 뼈를 튼튼하게 하고 키가 자라게 하며 세포가 재생하는 역할을 하도록 도와준다. 성장 호르몬의 분비를 촉진하는 숨은 공로자가 멜라토닌이라면 여러분은 어떤 생각이 드는가? 잠을 잘 자는 일이 하루 중에 가장 쓸모없는 시간이라고 여겼던 오해가 풀리지 않는가?

잠을 자는 시간에 분비되는 멜라토닌은 면역 기능을 향상하여 바이러스를 퇴치하고, 흉선을 자극하여 T세포를 활성화하여 암세포를 없앤다. "어제 잠을 잘 자니 감기가 나았다"라는 건 자는 동안 면역력이 향상되어 바이러스를 물리친 결과이다. 또 멜라토닌은 과잉의 프리라디칼(free radical, 활성산소)을 제거하는 귀중한 호르몬이다. 프리라디칼은 세포에서 에너지가 생산될 때 나오는 산소화합물이다. 과다할 경우 노화와 암, 심근경색 같은 다양한 질병을 일으킨다. 이 프리라디칼의 천적이 멜라토닌이다. 멜라토닌은 프리라디칼을 발견하는 즉시 달라붙어 무해하게 만든다. 그러므로 노화의 주원인으로 악명 높은 프리라디칼을 퇴치하기 위해서는 충분한 수면이 필요하다. 식사와 운동에 신경을 써도 수면을 경시하면 성장 호르몬과 멜라토닌 이 두 가지 호르몬의 활동이 저하되어 몸과 마음의 회복 속도가 느려진다. 모두가 원하는 '항노화'의 비밀 열쇠가 바로 '잠'이었다는 것을 알 수 있다.

또 잠을 자는 시간에 새로운 기억을 생성하고 신경 화학적 독소 제거 활동으로 뇌를 청소하고 인지기능의 유지, 보수 활동 등이 일어난다. 입시전쟁에는 '사당오락'四當五落이란 말이 있다. 4시간을 자면 좋은 대학에 가고 5시간을 자면 대학에 떨어진다는 뜻이다. 이 말은 잠에 대한 잘못된 선입견을 품게 한다. 잠을 푹 자야 기억을 담당하는 해마의 기능이 좋아져 낮에 공부한 내용을 다음 날에도 기억할 수 있다. 치매를 일으키는 독소인 아밀로이드를 뇌에서 청소하는 시간도 밤에 잠을 자는 시간이다. 치매를 예방하려면 수면에 신경을 써야 한다는 말이다. 캘리포니아 대학 신경과학 교수 매슈 워커 박사 연구팀은 "잠이 부족하면 전두엽의 기능이 둔화하는 한편 원시적인 욕구, 감정, 동기 등을 관장하는 편도체의 활동이 크게 활성화한다"고 말한다. 그래서 잠을 못 자서 편도체가 활성화되면서 폭식을 유발해 비만의 원인이 된다고 밝혔다. 반면 잠을 깊이 자면 집중력이 좋아지고 면역력이 강화되어 자연 치유력이 향상한다고 보고했다. 이제 여러분은 이 글을 읽고, 카페인이 든 맛있는 커피, 초콜릿보다 잠을 푹 자는 것이 훨씬 나를 행복하게 한다는 사실에 공감하는가?

사람들은 계속 잠을 망각하고, 간과하고, 뒤로 미룬다. 잠의 중요성을 깨닫는 데 도움을 주는 것이라면 그것이 무엇이건, 필연적으로 우리를 더 개선되고 건강하고 창조적인 삶을 살아가도록 도와준다. 요컨대 잠은 여러분이 되길 원하는 사람이 되도록 도와준다. 여러분이 해야 할 일은 그저 눈을 감기만 하면 된다.데이비드 랜들, 『잠의 사생활』, 329쪽

로이터 통신 수석 기자이자 미국 뉴욕 대학 저널리즘 겸임 교수였던 데이비드 랜들(David K. Randall) 교수의『잠의 사생활』의 맺음말이다. 20년 동안 요란한 잠버릇으로 고통스러웠던 그는, '잠'에 대하여 스스로 공부하여 잠의 중요성을 널리 알리고자 했다. 나도 의료 현장에서 만나는 환자들을 통해, 겉으로 보이는 이명, 두통, 어지러움 등이 잘못된 수면 습관에서 기인하는 경우를 많이 본다. 또 전날 수면의 질에 따라 낮에 해야 할 일의 집중력이 달라진다는 것을 나의 경험으로 알게 되었다. 강조하면, 잠에 관심을 기울이고 수면의 질을 개선하면 저절로 삶의 질도 나아진다는 점이다. '잠'은 만병통치약이다.

암,
두려워하지 마!

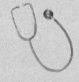

미국 배우 앤젤리나 졸리는 어머니와 이모가 모두 유방암으로 사망했다. 투병 과정을 지켜본 졸리는 아직 유방암에 걸리지 않았음에도 자기 유방을 미리 절제해서 크게 화제가 되었다. 그녀의 파격적인 행동에 대한 주변인과 기자들의 질문에 유방암의 위험을 최소화하기 위한 결정이었다고 답했다. 비단 유명한 할리우드 배우가 아니어도 누구에게나 암에 대한 공포는 만연해 있다. 암! 무섭기만 한 질병일까?

암세포는 정상 세포의 변형

세포는 생명을 이루는 기본 단위이다. 동시에 세포는 하나하나가 생명을 가지고 독립적으로 존재할 수 있는 가장 단순한 형태이다. 실제로 아메바나 세균처럼 세포 한 개로 이루어진 생명체도 있다. 그리고 인간의 신체에는 60조 개의 세포가 있다. 여기서 중요한 사실은 이 세포 각각에도 수명이 있다는 것이다. 피부는 2~4주, 위 세포는 2~9일, 백혈구는 2~5일, 적혈구는 120일이다. 이같이 장기마다 세포가 살고 죽는 기간이 제각각이다. 머리끝에서 발끝까지의 모든 세포는 각자의 주기에 맞춰서 매번 새롭게 갱신된다. 이 과정을 세포자살(apoptosis)이라고 부른다. 이는 몸 전체를 유지하기 위한 세포의 선택이라고 볼 수 있다. 이로써 신체 내의 오래되고 불필요하며 건강하지 못한 세포들이 제거된다. 건강한 신체를 위해 각 기관이 새로운 세포를 만들면, 세포자살을 통해 기존의 오래된 세포들을 없애는 것은 신체 생리에 필요한 과정이다.

그런데 암은 세포자살을 해야 할 상황에서 제멋대로 증식하는 것이다. 즉, 세포들은 제 역할을 다하면 전체 시스템을 위해 죽는 세포자살이 일어나는 것이 정상이다. 그런데 어떤 세포는 주변 세포들과 함께 세포자살 상태로 변화하는 공생 관계를 끊고 자기 멋대로 행동하기 시작한다. 바로 암세포이다. 이 세포가 비정상적으로 커지면서 덩어리가 만들어지면 '암'에 걸렸다고 진단한다. 그리고 암세포는 빠르게 증식한다. 이렇게 빠르게 성장한 암세포는 장기나 혈액, 림프샘 같은 주변 조직으로 침투하는 성질도 갖고 있다. 암세포의 특징은 자신만 빠른 속도로 자라면서 정상 세포를 파괴한다는 점이다.

동네 병원 인문학

암이라는 용어를 살펴보면 영어로 캔서(cancer)라고 부른다. 캔서는 원래 '게'(crab)를 뜻하는 라틴어 명사이다. 히포크라테스가 암세포의 전이 모습이 게의 집게발처럼 밖으로 뻗어 있는 모습과 닮아, 암을 '게'(crab)라 명명한 데서 유래했다. 암세포가 기원 종양(일차 병소)에서 떨어져 나와 신체 전체(이차 병소)로 집게발처럼 퍼져 나가는 현상이 전이(metastasis)이다. 신체 전반에 암세포가 전이되면 장기들이 제 기능을 하지 못해 결국 사망에 이른다.

암은 하나의 용어이지만 수많은 장기에 생기는 암세포 덩어리를 총칭한 말이다. "암세포는 근본적으로 정상 세포이며, 세포 안의 일부가 나쁜 것으로 변화된 것"마이클 로이젠·메멧 오즈, 『새로 만든 내몸 사용설명서』, 347쪽이라고 말한다. 다시 말하면 암세포는 바깥에서 들어온 적군이 아니라 내 몸의 세포 중 일부가 변형을 일으킨 것이다. 그래서 세포가 있는 곳이라면, 어디에서나 암세포가 생겨날 수 있다. 그리고 사실 암세포는 날마다 몸에서 만들어진다. 그렇지만 대부분은 크게 걱정할 필요가 없다. 놀랍게도 몸 안에 있는 면역세포가 매일 암세포를 처리하고 있기 때문이다. 특히 저녁 11시부터 몸을 편히 쉬고 취침하기 시작하면 면역세포가 암세포를 청소하는 데 아주 유리하다. 그래서 잠만 잘 자도 암에 걸릴 확률이 줄어든다고 하는 것이다.

다르게 살기

앤젤리나 졸리가 유전자 검사를 한 뒤 미리 유방을 절제한 것은 어머니와 이모가 유방암으로 투병하고 목숨을 잃는 것을 보고 내린 결정이었다. 졸리의 행동은 많은 이에게 영향을 끼쳤다. 비슷한 상황의 미국 여성들이 유방암을 예방하기 위해 미리 유방을 절제했다는 기사가 며칠간 자주 보도되었다.

극단적인 예이긴 하지만 그들은 암에 걸리지 않았는데도 건강한 신체 부위를 제거해 버린 상황이다. 왜 그랬을까? 암에 걸리면 죽는다는 인과관계가 강력하여 공포감을 느낀 것이다. 또한 죽음과 암은 모두 예방할 수 없기에 두려움이 더욱 커진다. 그러나 여기서 현자들이 말하는 죽음을 참고하면 도움이 된다. 장자는 죽음을 자연의 순환 과정의 일부라고 보았고, 소크라테스는 죽은 뒤 몸의 속박에서 벗어나 더욱 밝은 지성으로 나아갈 것을 기대했다. 이처럼 우리들도 평소에 죽음이 가지는 의미에 대해 고민해 봄으로써 단순히 죽음하면 떠오르는 두려움과 공포를 줄일 수 있다. 죽음에 대한 고찰이 현재 주어진 삶을 더 생생하게 살 수 있다는 지혜고미숙, 『현자들의 죽음』, EBS BOOKS, 2023로도 작동하는 것이다. 그렇다면 우리가 암에 걸렸을 때에도 암이라는 질병을 죽음과 같이 사유해 보면서 현재의 일상을 이루는 식단, 스트레스, 수면 패턴 등을 점검하는 지혜를 발휘해 보면 어떨까?

"몸, 마음, 영혼을 하나로 연결해 치료한다면 못 고칠 병이 없다"레이먼드 프랜시스, 『암의 스위치를 꺼라』, 전익주·전해령 옮김, 에디터, 2017, 14쪽라고 2천 년 전 플라톤은 말했다. 우리 몸은 일종의 네트워크라는 것을 기억하면, 가능한 일이다. 세포들은 서로 연결되어 각자의 역할을 충실히 한다. 그리고 어딘가가 고장이 나면 주위 장기가 신호를 보내 면역세포가 필요하다고 알려 주기도 하고, 고장이 난 세포의 역할을 대신하기도 한다. 그 예로, 위암으로 위를 모두 절제하고 장을 위의 자리에 이어 붙이면 장 세포가 위장이 하는 역할을 한다. 물론 적응하는 데 시간이 걸리기는 하지만 말이다. 우리 몸은 우리가 걱정하는 것보다 훨씬 위대하다.

그래서 전인적으로 치료하면 못 고칠 병이 없다는 플라톤의 말에 공감이 간다. 암세포는 원래는 정상이었던 내 몸 안 세포의 변형이다. 먹는 음식, 자는 시간, 운동하는 횟수, 평소 스트레스, 명상이 세포에 영향을 미친다. 그래서 만약 암에 걸려 치료한다면 암에 걸리기 이전의 생활 습관을 점검할 필요가 있다. 병원에서 '암'만 똑 떼어내고 이전과 똑같은 태도로 산다면 세포의 변형이 일어나는 조건을 다시 만드는 것이 될 수 있다. 그래서 나는 암을 진단받은 환자들에게 자주 조언한다. 이전과 다르게 살아야 한다고!

진짜 나쁜 일은 아니야!

무엇보다 암에 대한 선입견을 버리는 것이 아주 중요하다. '암에 걸리면 곧 죽는다'라는 생각은 막연한 이미지일 뿐이다. 그러니 일단 암 진단을 받으면 두려워하기보다는 냉정하게 정신을 차려야 한다. '즉문즉설'로 현장에서 괴로움을 풀어 주는 것으로 유명한 법륜 스님은 암에 걸려 두렵다는 질문자에게 이렇게 대답하셨다.

"저는 이것을 나쁜 일이 아니라 좋은 일이라고 생각합니다. 몸속에 암이 있는데도 발견이 안 되면 암이 없는 줄 알잖아요. 그럴 때 '모르는 것이 약이다' 하고 표현하기도 합니다. 모르면 괴롭지는 않지만 건강에는 훨씬 더 위험합니다. 암이 있던 것을 모르고 있다가 오늘 갑자기 발견하게 되면 놀랄지는 몰라도 지금 발견된 건 잘된 일이에요. 이미 오래전부터 있던 것을 의사가 발견해 주었으니까 기쁜 일이죠. 그러니 의사에게 '암을 발견해 주셔서 감사합니다' 하고 오히려 감사하는 마음 자세를 갖는 것이 스스로에게 이롭습니다. 울고 있을 필요가 전혀 없습니다." 2023.10.1. 스님의 하루

의사인 나도 일찍 발견한 암은 좋은 일이라고 생각한다.

동네 병원 인문학

삶에 대한 각성이 일어나기 때문이다. 암도 치료되고 남은 삶도 감사하며 살 수 있다. 우리 의원에는 난소암으로 3년째 항암 치료를 하는 중인 40대 여자 환자분이 있다. 자식 걱정이 많고 예민했던 그녀는 난소암 투병을 하면서 오히려 이전보다 훨씬 밝아졌다. 매일 감사하는 마음을 가진 덕분이라고 한다. 62세에 전립선암을 수술한 환자는 이전과 완전히 다른 태도로 산다. 운동을 싫어하고 매일 새벽 3시에 잠들던 그는 암을 치료하면서 부인과 맨발 걷기를 시작하고 밤 11시부터 잠이 들게 되었다. 가족들과 밥 먹고 산책하는 소박한 일상을 즐기며 인생에 대해 겸손해졌다고 이야기한다.

호랑이에게 물려 가도 정신만 차리면 산다는 속담이 있다. 암을 대하는 태도도 마찬가지다. 암이라는 말을 듣고 두려움에 사로잡히지 말고 정신을 맑게 해야 한다. "아! 인간은 태어나면 누구나 죽는데 '죽음'을 잊고 살았네" 하고 삶을 한 번 점검해 보는 것은 어떨까. 암으로 인해 나의 죽음이라는 현실을 인지하게도 되었지만, 누구나 죽는다는 명제에도 눈뜨게 된다. 좋아하는 사람은 더 사랑하게 되고 미워하는 사람을 미워할 필요가 있었나 하는 생각이 든다. 암이란 진단 덕분에 죽음을 생각하면 '어떻게' 사는 것이 좋은지 숙고하게 된다. 매일 감사하며 사는 삶은 암의 치료에도 도움이 되며 남은 생도 더 행복하게 살 수 있는 것이다.

소화,
마음과 연결되다

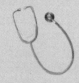

54세 여자분이 어두운 기색으로 진료실에 들어왔다. "이틀 전 저녁을 먹고 나서 옥수수를 두 개 더 먹었는데 그 이후로 명치가 갑갑해요. 며칠째 소화가 안 되고 초조하며 불안한데, 제가 큰 병에 걸린 것은 아닐까요?"라고 물었다. 그녀에게 위내시경 검사는 언제 했느냐고 물으니, 10개월 전에 했고 정상이었다고 한다. 그래서 나는 환자에게 소화가 안 되고 나서 운동은 했는지 다시 물었다. 그랬더니 그녀는 손가락을 다쳐서 운동은 안 했다고 답했다. 나는 웃으면서 손가락은 다쳐도 다리는 멀쩡하니 움직이면 소화에 도움이 된다고 했다. 그녀는 불안해서 아무것도 할 수가 없다고 호소했다. 단지 소화가 안 됐을 뿐인데 환자는 왜 이렇게 불안해할까?

먹고 싸는 일, 아주 중요해!

소화는 먹은 음식물을 신체 곳곳에서 적절하게 잘 쓰이도록 분해하는 과정이다. 입을 통해 먹은 음식은 식도, 위, 소장, 대장을 통과하며 소화된 후 필요한 것은 흡수되고 남은 찌꺼기는 대변과 소변의 형태로 배설된다. 소화기관을 살펴보면 입과 항문은 바깥으로 열려 있는 문이고, 두 문을 연결하는 배관이 식도, 위, 소장, 대장이다. 전문용어로 이 장기들을 위장관이라고 한다. 말하자면 위장관은 처음과 끝이 바깥으로 열린 긴 파이프이다. 재미있지 않은가? 눈에 보이지 않는 내부 장기가 이런 식으로 바깥을 향해 열려 있기 때문에 이 구조를 이용하여 속을 직접 보는 위내시경과 대장내시경 검사가 가능한 것이다.

입은 내부 장기가 밖에서 들어오는 음식을 받아들이기 위한 대문 역할을 한다. 임금이 살던 궁 입구에는 호위병이 항상 문을 지켰다. 이처럼 입안에도 수많은 미생물이 호위병처럼 상주하여 밖에서 들어오는 나쁜 세균을 물리친다. 또 입속에 있는 침샘에서 침을 만들어 소화효소로 작용하게 한다. 그런데 설탕이 든 음식을 많이 먹으면 입안의 균형이 깨진다. 균형이 깨지면 아군보다 적군이 더 많은 상태와 같아진다. 이렇게 되면 구취가 나고 입안에 염증이 생긴다. 참고로 이때 가장 손쉬운 치료 방법은 물과 채소를 충분히 먹어 입안의 균형을 찾아주는 것이다. 또한 잘 자는 것도 큰 도움이 된다.

식도는 입과 위를 연결하는 통로이다. 인간은 깨어 있는 시간 대부분을 서서 보낸다. 직립한다는 말이다. 그래서 음식물은 중력의 영향을 받아 입에서 항문을 향해 전진한다. 그런데 먹고 바로 누워 버리면 위에서 소장을 향해 내려가야 할 음식물이 식도 쪽으로 역류하게 된다. 이것이 바로 현대인에게 흔히 보이는 역류성 식도염이다.

위에서는 몸에 이롭지 않은 균을 죽이는 위산과 단백질을 분해하는 펩신이 나온다. 가끔 속이 안 좋아 구토하는 경우가 있다. 이때 아무리 맛있는 음식을 먹었다고 하더라도 막상 구토물은 시큼한 냄새가 나고 보기도 역겹다. 위에서 음식물과 소화액이 모두 뒤섞여서 그렇다. 위에서 잘게 부서진 것은 소장을 통과하며 몸에 필요한 영양분으로 만들어져 혈액을 통해 각 장기에 공급된다.

소장에서 필요한 영양분을 모두 흡수한 뒤 남은 찌꺼기는 대장에서 대변으로 배출된다. 쓰레기를 버리지 않으면 온 집안에 악취가 나듯이 대변으로 찌꺼기를 배출하지 못하면 가스가 우리 몸 안에 독소로 쌓인다. 그래서 변비가 심해지면 방귀 냄새도 지독해지고, 심리 상태에도 영향을 준다. 예민해지고 신경이 날카로워지는 것이다. 실제로 많은 이가 변비로 인한 심한 불안장애로 응급실을 찾는다. 또한 신생아에게도 싸는 일은 매우 중요하다. 하루에 소변과 대변의 횟수를 세고 색이나 냄새까지 예민하게 살피면서 건강 상태를 확인하는 것이다. 이처럼 먹는 것도 중요하지만 싸는 것도 정말 중요하지 않은가. 잘 산다는 건, 잘 먹고 잘 싸는 것이다.

소화 기능, 뇌와 상호작용하다

우리 속담에 '사촌이 땅을 사면 배가 아프다'라는 말이 있다. 왜 사촌이 땅을 샀는데 배가 아플까? 정신적 스트레스를 받으면 위장관 기능이 반응하는 것이다. 이 이유를 현대 의학에서 밝혔다. 바로 '뇌-장기 축'(Brain-Gut axis)이다.

예전에는 우리의 감정과 행동을 조절하는 곳이 주로 '뇌'인 줄 알았다. 그런데 의학계는 식도에서 장에 이르기까지 소화기 통로 전부(위장관)를 감싼 얇은 막이 '5억 개'김나영, 『제2의 뇌 장 혁명』, 국일미디어, 2023, 275쪽의 신경 세포로 이루어져 있다는 것을 발견했다. 소화계의 벽에 숨어 있는 이런 시스템을 과학자는 '장 신경계'(Enteric Nervous System, ENS)라고 부른다. 내장 신경계의 세포 작동으로 장에서 신경전달물질을 분비한다. 이 중 행복 호르몬인 세로토닌은 95%, 즐거움과 만족감을 주는 도파민은 50%가량이 장에서 분비된다.김나영, 앞의 책, 275쪽 인

동네 병원 인문학

간의 감정에 깊이 관여하는 물질을 만드는 데 장의 기여도가 커서 소화기 중 특히 장을 '제2의 뇌'라고 부르기로 한다. 장 신경계는 자율적으로 작동하여 먹은 음식의 종류에 따라 내장 운동을 스스로 결정하는 영리함을 갖춘 장기이다.

한편, 장 신경계는 뇌와 긴밀하게 영향을 주고받는다. 즉 소화기관의 신호가 뇌에 영향을 미치고 뇌의 신호가 소화기관에 영향을 미치는 것이다. 이 시스템이 앞서 언급한 '뇌-장기 축'이다. '뇌-장기 축'에 의해 뇌 안에 "감정이나 인지를 담당하는 부위와 위장관 내의 감각, 운동을 나타내는 부위가 상호작용"같은책, 308쪽을 하는 것이다. 그리고 이 기능은 동양의학의 정수인 『동의보감』에서도 확인할 수 있다.

일단 소화가 되지 않으면 복잡한 생각 자체가 귀찮아진다. 여기서 복잡하다고 느끼는 생각들은 개념과 실재 전체를 포괄하고 감정을 이성적으로 해석하는 종합적인 생각이다. 소화불량이 생기면 이런 생각들이 귀찮아진다. 감정은 이성을, 개념은 실재를 벗어나 길을 잃게 된다. 물론 그 반대도 인정된다. 감정이 오해와 망상의 드라마를 끝없이 만들고 현실을 만나지 못한 공허한 신념이 지속되면 음식을 먹어도 잘 소화되지 않을 것이다.안도균, 『동의보감, 양생과 치유의 인문의학』, 187쪽 소화가 되지 않으면 마음이 불안해지고 생각도 길을 잃는다. 반대로 소화가 순조로우면 생각이 명료해지고 마음이 편안해진다. 마음이 편안해지면 무슨 일이든 즐겁고 기쁘게 할 수 있다. 즉 원활한 소화는 바로 최상의 컨디션을 위한 첫 단추인 것이다.

스트레스가 소화 장애를 일으키는 이유는 뇌와 위장관에서 일어나는 변화가 서로 영향을 주고받기 때문이다. 불안하고 초조할 때 음식을 먹으면 소화가 되지 않는다. 마찬가지로 소화 기능이 떨어졌을 때는 불안과 초조함이 나타나기도 한다. '뇌-위장관 축'으로 서로 긴밀한 영향을 주고 있는 결과이다. 그래서 앞의 사례 환자분이 '소화가 되지 않아 계속 초조하고 안절부절'한다고 불안감을 호소한 것일 수 있다.

우리 몸은 내가 스트레스를 인지하기 전에 먼저 스트레스의 리트머스 시험지처럼 위와 장을 통해 경고 시스템을 갖추고 있다.김나영, 『제2의 뇌 장 혁명』, 309쪽

위장관 검사가 정상인데도 소화 장애를 호소하는 경우는 대부분 스트레스 때문이라는 것이다. 언젠가 20대 초반 여성이 '급체'라면서 진료실에 온 적이 있다. 나는 간단한 진료를 한 뒤 혹시 힘든 일이 있었냐고 물었다. 그녀는 얼마 전에 애

동네 병원 인문학

인과 '쿨'하게 헤어졌다며, 힘들지는 않다고 했다. 나는 바로 말했다. "지금 급체한 것이 아마 이별이 스트레스라고 몸이 말하는 것 같네요. 몸의 이야기를 한번 들어봐 주세요"라고. '쿨'한 이별을 해서 자신은 아무 문제가 없다고 생각하는 사람에게 위와 장은 '아니야, 지금 스트레스를 받는 상태야. 좀 슬퍼해도 돼' 하고 이야기한다. 소화가 안 되는 것이 관계에서 일어난 일을 다르게 보라는 신호이다.

좋은 식습관, 집중과 감사

그러면 소화 장애를 해결하는 좋은 식사 습관은 어떤 것일까? 음식을 먹을 때, 먹는 행위에 집중하는 습관이다. 입안에 음식이 들어올 때는 들어오는 것을 알고, 씹을 때는 천천히 오래 씹으며, 혀에서는 음식 맛의 세세한 부분을 느끼고, 목 안으로 넘어가는 운동까지 감지한다. 이것을 '먹기 명상'이라 이름 붙이기도 한다. 불교에서 '지금, 이 순간'에 깨어 있으라는 말과 일맥상통한다.

그런데 현대인 대부분은 밥을 먹을 때 먹는 행위에 집중하지 못한다. 핸드폰을 보고 심지어 전화 통화를 하면서 먹기도 한다. 이는 맹수와 대치하고 있는 상태와 같다. 이런 상황에서는 나의 온 감각이 외부로 향해 긴장하게 된다. 맹수를 피해 도망쳐야 하듯이 몸은 해결해야 할 문제가 있다고 인지하는 상태인 것이다. 곧 스트레스 상태가 된다는 말이다. 그러면 당연히 소화 기능이 저하한다. 음식을 먹으면서 다음에 할 일을 생각하는 것도 주위에 맹수가 있는 것처럼 스트레스 상황을 유발한다. 반면 지금 '먹기'에 집중하면 외부에 적이 없고 다음에 할 일을 걱정하지 않는 평화 상태라고 몸이 인지하여 소화가 수월해진다. 그 결과 마음이 편안해지고 즐거워진다.

그리고 내가 지금 먹고 있는 음식에 대해 '감사하는 마음'을 가지는 것도 좋은 방법이다. 사실 우리가 먹는 쌀 한 톨에는 온 우주의 노고가 담겨 있다. 쌀을 길러내는 흙과 미생물, 햇빛, 하늘에서 내리는 비, 쌀을 재배한 농부, 마트까지 농산물을 옮겨 주신 분, 그리고 맛있게 조리하는 요리사까지 온 우주의 무수한 인연이 함께한다는 말이다. 이 사실을 잊지 않고 감사한 마음으로 밥 한술을 뜨는 것이다. 그러면 감사하는 마음이 위장관에 신호를 보낸다. 그러면 위장관에 사는 장내 미생물도 음식을 흡수함으로써 더욱 활발하게 제 역할을 다하게 된다. 심지어 장내 미생물은 긍정적인 마음을 불러일으키는 호르몬인 도파민과 세로토닌을 풍부하게 생산하는 데 도움이 된다. 음식을 향한 감사의 마음이 결과적으로 소화 기능을 돕고 마음에 편안함을 가져오는 것이다.

이렇게 내게 온 음식을 맛있게 먹고 소화를 시켜 몸에서 잘 사용한 뒤 마지막에는 똥으로 다시 세상에 흘려보낸다. 음식을 먹고 싸는 소화 과정이 세상과 소통하는 일종의 몸의 방식이다.

우리 몸을 유지하기 위해서 먹는 것이 중요하다는 것은 자명한 사실이다. 그러나 지금 시대의 우리는 먹는 것이 중요하다는 사실을 잊어버린 것 같다. 먹거리가 풍족한 사회에 살아서 어디서든 손쉽게 음식을 구할 수 있기 때문이다. 눈앞에 도달해야 할 급한 목표, 예를 들면 시험, 취직, 과제를 해야 하면 먹는 것을 함부로 하는 경우가 종종 있다. 시간을 아낀다고 빨리 먹거나, 아예 안 먹기도 하고, 약으로 대체하거나 손쉬운 정크 푸드로 배를 채워 버린다. 왜? 먹는 것보다 이루어야 할 목표가 더 중요하다고 생각해서이다. 하지만 정말 그럴까? 진료 현장에서 본 경험으로 나는 아니다라는 것을 확신한다. 시험을 준비하는 많은 이가 먹는 것을 소홀히 하다 체하고 머리가 아파 병원에 온다. 먹고 소화를 잘해야 맑은 정신으로 지금 하는 일에 집중할 수 있다. '먹고 소화하기'는 원하는 바를 이루는 데 중요한 전제 조건이다.

니체도 말했다. 지혜를 탐구하기 위해서 꼭 필요한 것이 '가장 소화하기 어려운 것도 소화해 내는 이빨과 위장'프리드리히 니체, 『선악의 저편』, 박찬국 옮김, 아카넷, 2023, 110쪽이라고. '먹기' 자체는 몸과 다른 것의 만남이다. 그리고 소화는 다른 것을 내 안으로 받아들이는 행위이다. 니체는 지혜를 탐구하는 과정에서 이질적인 것을 내 몸에 받아들이는 능력이 필요하다고 한다.

　우리는 여러 가지 음식을 먹는다. 딱딱한 음식, 매운 음식, 처음 보는 음식, 맛있는 음식, 그리고 어느 때는 쓴 음식도 먹는다. 좋아하는 음식 한 가지만 먹었다고 생각해 보라. 그러면 우리 몸이 어떻게 되겠는가? 영양소를 골고루 섭취하지 못해 면역 기능이 떨어지고 여기저기 아프게 된다. 건강하려면 음식을 골고루 먹어야 하는 것처럼, 풍부한 삶을 살려면 다양한 사람을 만나야 하지 않을까. 그리고 음식을 소화하는 과정은 타인을 만나는 것과 유사하다. 집중해서 꼭꼭 씹어야 잘 소화되는 것처럼 상대의 말에 집중하여 꼭꼭 씹어서 이해하면 어떤 사람을 만나도 소통이 잘 된다. 음식을 먹을 때 음식에 집중하는 것처럼 사람과 만날 때 그 사람한테 집중하는 것이다. 그렇게 하면 "세 사람이 길을 가면 그 중에 반드시 나의 스승이 있다"『낭송 논어』, 김수경 외 풀어읽음, 북드라망, 2019, 223쪽라는 공자님 말처럼 누구를 만나도 배울 점을 찾을 수 있다. 선한 사람에게는 좋은 점을 배우고 어리석은 사람에게는 나쁜 점을 살펴서 타산지석으로 삼는다. 이 태도가 바로 니체가 지혜를 얻기 위해 가져야 한다고 묘사한 '가장 소화하기 어려운 것도 소화해 내는 이빨과 위장'이라고 생각한다.

눈앞에 온 음식이 무수한 인연의 결과인 것처럼 수많은 사람 중 한 명이 지금 내 앞에 있다. 이렇게 보면 나와 마주하고 있는 이 한 사람이 얼마나 귀중한가. 내가 먹는 음식처럼 내 앞의 타자에게도 귀를 기울이고 소화해 낸다면 우리 삶은 훨씬 더 건강하고 풍부해질 것이라 믿는다.

아픈 관절과
함께
사는 법!

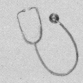

중년 여성들, 특히 폐경을 맞은 여성들이 제일 통증을 호소하는 곳은 어디일까? 아마 관절일 것이다. 비 오는 날에는 무릎이 쑤시고 설거지를 하면 손목이 시큰거리면서 손가락이 붓는다. 자고 일어나면 어깨와 허리도 자주 아프다. 나도 50대 중반쯤 손가락이 심하게 아팠다. 손가락을 사용할 때마다 아픔이 커서 웬만하면 손을 쓰지 않았더니 한 달 정도의 시간이 흐르자 아예 손가락을 구부리고 펴는 것도 힘든 지경이 되어버렸다. 의사이지만 전공이 내과인 나는 정형외과에서 주로 다루는 관절에 대해 자세히는 알지 못한다. 그래서 정형외과 선배를 찾아갔다. 검사 결과를 보니, 손가락이 아픈 이유가 손가락 근육이나 손가락뼈가 아닌 목디스크 때문이었다. 목디스크는 목 척추관절에 생긴 문제이다. 글 쓰는 작업을 오랫동안 나쁜 자세로 함과 동시에 나이가 들어 생긴 자연스러운 결과였다. 목 척추에서 손가락의 운동을 지배하는 신경이 나오기 때문에 목디스크가 생기면 손가락을 쓰기 힘든 경우도 생긴다. 나의 경우가 이러했다. 손가락이 아픈 것이 손가락뼈 자체의 문제가 아니라 목뼈를 연결하는 관절 때문이라니! 관절이 무엇이길래 통증을 가져오고 아예 손가락을 못 쓰게까지 만드는 것일까?

딱딱한 뼈를 춤추게 하는 관절

건물의 기본이 철근 구조물인 것처럼, 우리 몸의 기본 틀도 206개의 뼈로 이루어져 있다. 학창 시절, 과학실에 서 있던 뼈 모형 마네킹이 기억나지 않는가. 해골과 팔뼈, 몸통뼈, 다리뼈까지 몸 안의 206개의 뼈가 연결되어 사람의 골격을 이루는 것이다. 그런데 건축물은 철근이 고정되어 움직일 수 없지만, 우리 몸은 움직이면서 신체 활동이 가능하다. 몸 안의 뼈들이 관절로 연결되어 있기 때문이다. 관절은 뼈와 뼈를 연결하는 부위를 총칭하는데 근육, 힘줄과 인대, 디스크, 연골을 포함한다. 하나처럼 보이는 해골 뼈도 사실은 22개의 뼈가 관절로 연결되어 있다.

관절 덕분에 우리는 딱딱한 뼈를 가지고 있지만 춤도 추고 운동도 하고 걸을 수도 있다. 관절이 뼈를 잡아 주고 유연

동네 병원 인문학

성을 부여하는 역할을 하는 것이다. 우리는 손과 발이 움직이는 것을 당연하게 여기지만 정말 많은 신체 각 부위의 뼈와 힘줄, 인대와 근육이 순조롭게 협력한 덕분이다.

신체 중 움직임이 많은 팔과 다리의 관절을 자세히 살펴보면 뼈와 뼈 사이의 움직임을 부드럽게 하는 연골 관절이 있다. 이 연골 부분을 주머니 모양으로 된 관절낭이 감싸고 있다. 관절낭 안쪽 면은 관절 내의 뼈를 매끄럽게 하는 윤활액을 분비하여 관절 내 마찰을 감소시켜 준다. 그런데 나이가 들면 윤활액이 줄어든다. 이 때문에 중년이 되면 무릎에서 소리가 나기도 하고 연골이 닳아서 수술이 필요하기도 하다. 젊은 사람도 관절을 과도하게 쓰면 관절낭에 염증이 생겨 통증을 느낀다. 이 증상이 팔꿈치 관절에 생긴 것을 '테니스 엘보'라고 부른다. 무리한 운동을 하거나 비틀어진 자세에 강한 충격을 주면, 관절을 둘러싼 인대가 찢어질 수도 있다. 이 경우도 그 부위에 통증을 느껴 움직일 수 없게 된다. 예를 들면 슬리퍼를 신고 걷다가 턱이 있는 길에서 발을 접질려서 아프다면, 발목 인대가 찢어져서 통증이 온 것이다.

이처럼 관절은 딱딱한 뼈를 연결하여 신체 각 부위가 움직이도록 도와주는 부위이다. 그래서 관절이 고장이 나면 우리는 걷는 것도, 팔을 드는 것도 힘들어진다. 현대인이 병원을 찾는 5대 병증 중 하나가 디스크인데 이 역시 관절에 이상이 생겨 오는 대표적인 질병이다. 사실, 디스크는 병명이 아니라 추간판이라고 부르는 척추뼈 사이를 연결하는 말랑말랑한 원반을 말한다. 추간판이 탈출하여 일어나는 '추간판 탈출증'을 줄여서 병이 생긴 곳인 추간판의 영어 명칭인 '디스크'라고 부른다. 그리고 디스크는 허리와 목 관절에 많이 생긴다. 내가 손가락을 쓸 수 없었던 것도 목디스크 때문이었다.

직립의 대가, 요통

직립보행에도 대가가 따른다. 만성 요통이나 무릎 질환을 앓는 사람들이 말해 주듯이 오늘날 살고 있는 모든 이들이 치르는 대가이다. 빌 브라이슨, 『바디, 우리 몸 안내서』, 이한음 옮김, 까치, 2020, 246쪽

인체 구조는 찬찬히 따져 보면 신비로운 점들이 많다. 태어나서 누워만 있던 아기는 어느 날부터 네 발로 기다가 시간이 지나 두 발로 서서 걷기 시작한다. 그리고 시간이 더 흘러 노인이 되면 지팡이를 의지해 걷는다. "아침에 다리가 4개, 점심에 2개, 저녁에 3개인 것"이 무엇인지 묻는 스핑크스의 수수께끼처럼 말이다. 우리가 너무 당연하게 생각하는 걷는 행위! 그런데 영장류 약 250종 가운데 "인간 단 한 종만이 일어

동네 병원 인문학

서서 오로지 두 발로 돌아다닌다"^{같은 책, 241쪽}라고 한다. 걷는다는 것이 얼마나 특별한 일인지 새삼 깨닫게 된다. 또한 인간을 정의하는 중요한 특징 중 하나가 직립보행이라는 학자들의 말에 동의할 수밖에 없다.

일어서서 걷게 되면서 인류는 두 손을 자유롭게 쓸 수 있게 되었다. 대신 몸통을 지지하는 부분이 4개의 발에서 2개의 발로 줄어들면서 "사람의 몸은 구조적으로 누군가의 도움이 필요하다. 모든 영장류 중 홀로 출산할 수 없는 종은 인간뿐이다"(인류학자 캐런 로젠버그)라고 언급되기도 한다. 그런데 이러한 직립보행 덕분에 인류는 두 손을 자유롭게 쓰게 되면서 잃은 것이 있다고 한다. 바로 골반이 작아지면서 얻게 된 출산의 고통과 더불어 허리 통증이 생긴 것이다. 허리가 높은 위치에서 세로로 세워지면서 중력의 영향을 더욱 크게 받게 된 탓이다. 직립보행의 대가가 요통이었다.

요통은 척추를 이루는 전체 26개의 뼈 가운데 5개로 이루어진 허리뼈(요추腰椎)를 지탱해 주는 관절이 손상되어 생긴 통증이다. 척추에 무리를 가하면 디스크가 빠져나온다. 빠져나온 디스크가 신경을 누르면 염증이 생긴다. 이 염증이 허리의 아릿한 통증인 요통을 유발하게 된다. 그런데 요추 신경은 다리 근육을 지배한다. 그래서 허리 통증과 더불어 다리가 아플 수도 있다. 디스크가 빠져나오는 것처럼 심한 경우가 아니라도, 흔히 허리 주위의 근육이 경직되면 허리가 아프게 된다. 특히 오랫동안 앉아 있거나 한 자세로 서 있는 사람들의 허리와 골반 근육은 긴장되기 마련이다. 그래서 이런 자세로 사무실에서 많은 시간을 보내는 30대~50대 직장인에게 요통은 흔하게 나타나는 통증 중 하나이다. "허리에 긴장을 덜 주는 조건에 있는 노인들이 젊은이보다 요통이 적게 나타난다" 마이클 로이젠·메멧 오즈, 『새로 만든 내몸 사용설명서』, 126쪽는 흥미로운 보고도 있다.

직립보행으로 인간은 손을 자유롭게 쓰는 대신 허리 통증을 얻었다. 그런데 여기서 또 다른 반전이 있다. 엎드려 먹이를 찾는 것에만 급급했던 인간이 척추를 바로 세우면서 머리 위에 무한히 펼쳐진 하늘을 올려보고 산천초목이 자라는 땅을 내려보게 된다. 즉, 허리를 펴고 곧게 서게 된 인간이 비로소 만물을 구성하는 요소로 하늘과 땅, 사람을 사유하게 된 것이다. 바로 천지인天地人이다.

머리 무게 올바로 감당하기!

서두에 말했듯이 내가 오른손에 손가락 마비가 온 것은 목디스크(흔히 '목디스크 탈출증'이라는 병을 '목디스크'라고 줄여서 부른다)정선근, 『백년 목』, 사이언스북스, 2017, 10쪽 때문이었다. 사람의 목뼈는 7개의 목뼈(경추頸椎)로 이루어져 있고 등과 연결되어 있는데 머리 무게를 감당할 수 있도록 C자 커브를 이룬다. 그런데 현대인들은 대부분 스마트폰을 사용하면서 목을 약간 앞으로 내밀고 숙이게 된다. 이때 "목이 받는 하중은 평상시의 5배가량 높아진다"박문수(한림대학교성심병원 정교수), 『우리가 몰랐던 목 통증 치료의 놀라운 비밀』, 중앙생활사, 2018, 157쪽고 한다. 말하자면 사람 머리의 평균 무게는 4kg인데 머리를 숙이면 무려 20kg의 무게를 목이 감당하는 셈이다. 이렇게 머리를 숙이는 자세를 오래 취하면 C자 커브였던 목의 모양이 일자로 변한다. 머리 무게를 감당하느라 일자목이 된 것이다. 일자목이 되면 뒤 목과 어깨 통증이 나타나고, 심해지면 목뼈 사이의 디스크가 탈출한다. 바로 '목디스크'라고 부르는 '경추 추간판 탈출증'이다. 즉, 나는 목디스크가 탈출하면서 손으로 가는 신경을 눌러서 손 마비 증상이 온 것이었다. 과거 디스크 질환은 나이가 들면서 나타나는 퇴행성 변화가 주된 원인이라고 여겼다. 그런데 현대에는 20~30대의 나이에도 목디스크로 정형외과를 많이 찾고 있다. 컴퓨터 사용과 스마트폰 사용 시간이 늘어난 것이 주된 원인이다.

나의 경우에는 나이와 자세, 두 가지가 모두 목디스크의 원인이었다. 나이가 들어서 디스크의 탄성이 떨어지는 퇴행성 변화가 일어남과 함께 나쁜 자세로 오랜 시간 글을 쓰면서 문제가 발생한 것이다. 정형외과 의사인 선배는 나이 들어서 생기는 디스크 증상이니 그때그때 고쳐 가면서 관절을 써야 한다고 했다. 맞는 말이다. 가을에 낙엽이 지는 것을 서글퍼하는 것처럼, 나이 드는 것을 슬퍼하는 것은 질병 치료에 도움이 되지 않는다. 낙엽과 석양을 즐기는 마음같이 지금 할 수 있는 일을 하는 것이 도움이 된다. 나처럼 목디스크가 왔다면 스마트폰이나 컴퓨터 사용을 줄이고, 목에 무리를 주는 자세를 피하는 것처럼 말이다. 이와 더불어 본인 상황에 맞는 근력 운동과 스트레칭을 꾸준히 하면 더 좋다.

마음의 근력을 키워라

아기는 넘어져도 잘 다치지 않는다. 온몸이 젤리같이 부드러워서 그렇다. 그러나 중년이 되면 가을이 되어 바삭바삭한 낙엽이 되듯이 신체 각 부위의 탄력이 줄어든다. 이에 따라 나타나는 목디스크 같은 관절의 통증은 노화로 인한 부분이기도 하여 인생을 사는 동안 피할 수 없는 현상이다. 차도 오래되면 여기저기가 고장이 나지만 폐차하기 전까지는 고쳐서 쓴다. 혹여나 고장이 난 차를 고친 뒤 또 고장이 날까 염려된다고 해서 그 자동차를 애지중지하고 세워 두기만 해서는 안 된다. 그러면 차가 아예 못 쓰게 되기 때문이다. 몸도 마찬가

동네 병원 인문학

지이다. 관절이 아프면 환자들은 그곳을 보호한다고 움직이지 않으려 한다. 아픈 초기에는 작은 움직임도 염증에 자극을 주어 추가적인 염증 반응을 일으키는 것을 막기 위해서 움직임을 줄이는 것이 맞다. 그러나 어느 정도 치료된 이후에는 몸을 움직여 주는 것이 더 좋다. 사용하지 않는 관절은 근력이 소실되어 아예 못 쓰게 되기 때문이다.

그리고 또 한 가지 우리가 연습해야 할 것이 있다. 아픔을 인정하고 받아들이는 태도를 갖는 것이다. 이는 마음의 근력을 키우는 것과도 이어진다. 아프다고 걷지 않는다면 몸의 근력이 소실되어 결국은 화장실도 혼자 가기가 어려워질 수 있다. 그런데 근육은 하루라도 움직이지 않으면 줄어들기 시작한다. 마음의 근육도 그렇다. '나는 나이 들고 아파서 아무것도 할 수 없어'라고 부정적으로 생각해 버리면 우울감이 높아지고, 슬픈 마음마저 든다. 마음의 근육이 탄성을 잃고 무력해지는 것이다. 생로병사를 겪어야만 하는 우리에게 결코 바람직한 태도가 아니다.

만성 통증을 앓고 있는 사람들은 다양한 의학적 치료나 수술을 시도하지만 안타깝게도 결과가 긍정적이지 않은 경우가 많습니다. 그들은 의사나 통증 전문가로부터 "통증과 함께 살아가는 법을 배워야 합니다"라는 말을 듣게 됩니다. 존 카밧진, 『존 카밧진의 내 인생에 마음챙김이 필요한 순간』, 안희영·김정화 옮김, 불광출판사, 2024. 51쪽

만성 통증은 통증이 3개월 이상 지속되고 자주 재발하여 완벽하게 낫기 힘든 경향을 지닌다. 이 말만 들으면 우리는 부정적인 감정을 느끼고 우울해질 수 있다. 완벽하게 나을 수 없다고 생각하기 때문이다. 그러나 관점을 바꿔 보자. 현대에는 기술의 발전으로 통증을 줄여 주는 좋은 약과 주사가 많이 개발되어 있고 운동이나 물리치료의 도움을 받기도 쉽다. 그러니 우울한 감정으로 가기보다, 긍정적인 생각으로 전환하여 여기에서 내가 할 수 있는 일을 찾는 것을 권장한다. 그러니 통증과 함께 일생을 살아가야 한다면 지금 상태에서 내가 할 수 있는 일이 무엇인지 살펴보는 것이 좋지 않을까. 자연스러운 나이 듦을 인정하고 아픈 것도 받아들여 보자. 그러면 통증이 있는 가운데 움직일 수 있는 길이 생긴다.

나의 어머니는 80세 전까지는 운동을 그리 열심히 하지 않으셨다. 그러다 80세의 어느 날, 감기약을 과다복용하고 진동 마사지기를 장시간 사용한 결과 일시적인 근 손실이 와서 잠깐 거동이 불가능해진 적이 있었다. 이 일을 계기로 어머니는 운동의 중요성을 크게 깨달으셨고, 이후로 하루도 빼놓지 않고 1시간씩 산책을 하고 근처 공원에 있는 운동 기구를 이

용해서 근력 운동을 20분 정도 하셨다. 어머니 허벅지가 나보다 단단해졌던 때도 있었다. 또한, 심장 수술을 여러 번 하고 무릎 관절이 아팠던 고모는 스틱을 집고도 라인댄스를 하러 다녔다. 고모는 87세에 돌아가시기 전까지 자신의 두 발로 당당히 걸어 다니셨다.

허리가 아프고 무릎이 아파! 괜찮다. 농사일을 주로 하던 시절에는 허리가 구부정한 어른들이 "아이고, 아이고!" 하면서도 논으로 일하러 나가지 않았는가. 이처럼 움직임을 멈추지 않으면 살아 있는 동안 나의 손과 발을 사용하여 밥도 먹고 화장실도 갈 수 있게 된다. 아프다고 움직이지 않는 것은 관절을 잘 관리하는 방법이 아닐 수 있다. 물론 급성 염증으로 인한 통증일 때는 쉬어야 하지만 말이다. 정확한 진단과 치료 후에는 지혜롭게 움직일 생각을 해보자. 관절, 아프다고 기죽지 말고 사는 동안 제대로 잘 쓰다 가자.

괴로워요,
멈추지 않는
기침!

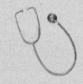

68세 남자분이 한 달간 계속되는 기침으로 일상생활에 지장이 있고 불편해 내원했다. 진료 끝에 환자분이 이런 말을 했다. "몇 달 전 대학병원에 가서 폐 CT를 찍었어요. 기침이 멈추지 않아서 그랬는데, 아무 이상이 없다고 하더라고요. 기침 멈추는 약만 한 달 치 받아서 먹었어요." 진료를 보다 보면 이 경우처럼 멈추지 않는 기침으로 대학병원에 가는 환자가 꽤 많다. 내과학회에서도 만성기침 환자분에게는 '안 나오는 기침을 억지로 꼭 할 필요가 없음을 교육'한다는 마음으로 진료하라고 했다. 이게 무슨 뜻일까? 그리고 우리는 왜 기침할까?

기침, 폐의 반사 기전

1차 진료 기관인 나의 의원에 오는 흔한 증상 중 하나가 기침이다. 2019년 가을부터 인류에게 이름을 알린 코로나의 증상 중 하나도 기침이다. 하여 사람들은 요사이 기침이 나오기 시작하면 곧바로 코로나를 연상한다. 한참 유행했던 시기(2020년부터 2022년까지)에는 격리가 필요한 코로나로 오해받기 싫어서 빨리 기침이 멈추기를 바라는 분들이 많았다. 그런데 처음에 언급한 68세 환자처럼 여러 병원을 찾아다니며 엑스레이를 찍고 치료해도 기침이 멈추지 않는 경우가 있다. 기침의 원인을 찾기 위해서 폐 검사를 했는데 폐가 정상이라면 원인이 무엇인지 알 수 없는 환자는 당황스럽다는 말을 들었다.

이때 우리가 기침하는 이유를 정확히 알아 둘 필요성이 등장한다. 증상의 원인을 알면 환자가 느낄 수 있는 황당함이 줄어드는 것이다. 먼저, '폐'라는 신체 기관을 보자. 폐는 공기가 드나드는 곳이다. 이곳에 침이나 음식물, 병균이 들어가면 폐렴을 일으키는 원인으로 작용하기 시작한다. 그러므로 몸은 '기침'이라는 반사 작용을 이용하여 폐를 보호한다. 기침 반사는 제10 뇌신경인 미주신경(vagus nerve)에 의해 기도 내에 공기 외의 다른 물질이 있을 시에 이를 기도에서 내보내기 위한 방어 작용이란 말이다. 즉 기침 반사로 흡인성 폐렴을 막는다. 기침은 신체의 정상적인 방어 작용의 하나이므로 기침하는 것 자체가 이상이 있는 것은 아니다. 그러나 기침은 코, 부비동, 기관지, 폐 질환의 초기 증상이기도 하다. 그래

동네 병원 인문학

서 기침이 2주 이상 지속되면 그 이유를 찾기 위해 가슴 사진이나 폐 CT를 찍는 것이 병원에서 할 수 있는 초기 대응이다. 이를 통해 치료해야 할 질병인 폐렴, 부비동염, 천식, 폐암 등을 발견하기 때문이다.

여기서 우리가 알고 싶은 것은 폐 검사가 모두 정상인데 계속 기침하는 경우이다. 앞서 기침은 반사 작용이며 미주신경이 관여한다고 언급했다. 그래서 미주신경 통행 경로에서 발생하는 질환들이 8주 이상 지속된 만성기침과 흔히 관련된다는 것을 알 수 있다. 그런데 이 미주신경 통행 경로에 질환이 있음에도 폐 검사가 정상으로 나타나기도 한다. 알레르기 질환과 역류성 식도염일 때다. 알레르기는 일시적이라 폐 자체의 변화를 일으키지 않아서 가슴 사진이 정상으로 나타난다. 또 역류성 식도염은 사실 폐와 관련 없는 소화기 질환이라서 가슴 사진에 이상이 나타날 수 없다. 음식을 먹으면 들어가는 식도와 호흡하여 공기가 들어가는 기도의 입구가 붙어 있다. 음식을 많이 먹고 바로 누우면 음식이나 위산 한 방울이 위장에서 식도로 역류하여 식도와 딱 붙어 있는 기도 입구에 떨어져 염증을 일으키거나 미주신경을 자극한다. 그러면 소화기 질환인 역류성 식도염으로 지속적인 기침 증상을 동반하는 것이다.

야식 No, 가래 뱉기 No

그러면 폐에 대한 정밀 검사는 정상인데 멈추지 않는 기침이 지속할 때, 우리는 어떤 관점을 가지면 좋을까? 만성기침을 하는 환자는 자신이 평소 습관적으로 기침하고 있는지 보면 도움이 된다. 오랜 기간 기침하는 행위가 습관으로 자리 잡지 않았는지 살펴보는 것이다. 이렇게 습관을 관찰하고 환자 자신이 왜 기침하는지 스스로 알려면 시간이 좀 걸린다. 보통은 약을 먹고 빨리 기침이 멈추기를 원한다. 결국 앞의 환자처럼 약 한 달 치를 받고도 기침이 멈추지 않아 병원을 전전하게 된다. 환자가 약의 도움을 받는 것이 필요하지 않다는 말이 아니다. 약을 먹는 동시에 기침을 지속하게 하는 생활 습관을 함께 바꾸는 것이 중요하다. 내가 무심코 하는 행동이 만성적으로 기침을 일으키는 이유라는 것을 알고 나면 스스로 고칠 수 있다.

알레르기는 일종의 과잉 면역 반응이다. '자라 보고 놀란 가슴 솥뚜껑을 보고도 놀라는 것'과 비슷하다. 알레르기 상태가 되면 예민하게 기침이 유발된다. 또 역류성 식도염으로도 기침이 유발된다. 그러므로 기침을 멈추기 위해 알레르기나 역류성 식도염을 일으키는 음식(술, 담배, 커피, 기름진 음식, 신맛의 과일, 탄산음료, 야식)을 먹지 말고, 음식 먹은 뒤 즉시 눕지 말아야 한다. 문제는, 음식을 먹을 때 이 사실을 기억하지 않으면 과식하게 되고 그러면 식곤증이 와서 졸리고 자기도 모르게 눕는다는 것이다. 자신을 관찰하지 않으면 습관을 바꾸기 어렵다. 친구 중에 저녁 폭식으로 역류성 식도염이 심한 이가 있었다. 그는 저녁을 고구마로 바꾸면서 몇 년간 먹은 역류성 식도염 치료 약을 끊었다. 기침을 멈추는 법은 소박한 음식을 적게 먹고 바로 눕지 않는 것이다.

그리고 기침을 멈추기 위해서 또 하나가 꼭 필요하다. 만성적으로 기침하는 환자는 가래에 대한 태도를 바꾸는 것이다. 흔히 우리는 가래를 꼭 뱉어내야 할 이물질로 여기고 목 안쪽에서 제거해야 입안이 깨끗해진다고 생각한다. 이 생각은 목 안에 붙은 가래를 꼭 떼어내고야 말겠다는 강박으로 이어져 기침을 과민하게 일으키게 된다. 그래서 아침에 일어날 때마다 의도적으로 기침하여 목 안에 무엇인가가 붙은 것 같은 것을 떼어내려고 한다. 그렇게 억지로 기침해서 뱉어내면 목 안의 점액이 튀어나온다. 환자들은 이 점액을 가래라고 여기고 계속 기침하면서 목을 자극한다. 그런데 이 점액은 침과 마찬가지로 목 안에 필요한 윤활제이다.

그렇다면 목에 이물감을 느낄 때 뱉지 말라는 것인가요? 그렇다. 아침에 일어나면 목이 마르고 어떤 물질이 인후에 붙은 것 같고, 가렵다고 느낄 때가 많을 것이다. 이때 물을 마시는 것이 좋다. 목 안을 촉촉하게 만들어서 가래에 대해 예민하게 생각하는 것을 멈추어야 한다. 가래를 뱉기 위해 과도하게 기침하지 않으면 자연스럽게 기침 횟수가 준다. 아침에 물한 잔을 마셔 목 안을 촉촉이 하여 수분을 유지하고 가래를 억지로 뱉지 않는 행동이 기침을 줄이는 방법이다.

청결 강박증

진료실에서 내가 "목에 이물감을 느낄 때 억지로 가래를 뱉으려고 하지 마세요" 하고 말하면 만성기침 환자는 "가래를 꼭 뱉어내야 내 몸이 깨끗해지는 것이 아니에요?"라고 되묻는 경우가 많다. 그러면 내과학회지에서 "뱉어내야 할 나쁜 가래는 없다"라는 문장을 보여 주며 침을 꿀꺽 삼키는 것이 더 좋다고 이야기한다. 환자들은 왜 이렇게 가래 뱉기에 집착할까?

물과 공기는 생명 작용의 근원이기 때문에 이전에는 인체와 뗄 수 없이 결합하여 있었다. 『동의보감』에도 나오듯이, "인간은 물속에서 살다가 공기 속으로 나온다." 아이가 엄마 배속에 있다 세상에 나오는 과정을 이르는 말이다. 하지만 '계몽 담론'이 그것을 제기한 방식은 전혀 다르다. 물이 깨끗해야 하는 건 오직 생명의 원인인 박테리아를 제거하기 위함이

고, 공기와의 관계 역시 먼지와 독한 생물을 막는 것이 관건
이다. 그것들을 '눈으로' 확인했기 때문이다. 명백한 인자를
발견했으니, 그것을 제거하거나 차단하기만 하면 질병에서
벗어날 수 있다고 믿어 의심치 않는 것이다.고미숙, 『위생의 시대』,
북드라망, 2014, 73쪽

우리 일상에는 더러운 것은 치워 버리고 무엇이든지 깨
끗해야 한다는 계몽 담론*이 깊숙이 자리 잡고 있다. 어떤 병
이 발생하면 외부에서 들어온 먼지와 독한 생물이 원인이라
생각하여, 청결에 지나치게 집착하게 된 것이다. "똥오줌에 대
한 불타는 적개심, 깨끗한 물에 대한 집착 등 전염병학과 해
부 병리학을 중심으로 발전한 근대 의학은 근대인의 일상 전
반을 장악하면서 '청결 강박증'이라는 새로운 질병을 낳기에
이르렀다."고미숙, 앞의 책, 87쪽 건강을 위해 나쁜 것을 제거하거
나, 차단해야 한다는 생각의 유래는 이러한 계몽 담론에서 비
롯되었음을 알 수 있다. 그래서 '가래를 반드시 제거해야 해!'

---

* 계몽기에 추구한 인식의 바탕, "계몽기에 추구하는 건강한 신체란 원시적이고 야만적인
힘의 소지자가 아니다. 질서정연한 몸가짐과 청결한 생활 습관을 지닌, 정말 말 그대로 건전
한 국민이어야 한다. (중략) 위생적인 삶의 규율화를 통해 국민의 혈관을 수세미질하고 얼굴
을 대패질해서 번듯한 인물(『대한일보』 1920년 3월 29일자), 이른바 서구인과 동일한 문명
화된 신체! 근대적인 신체에 대한 표상은 바로 이런 것이었다."(고미숙, 『위생의 시대』, 35쪽)
더러운 것을 시야에서 치우고 깨끗함을 추구하는 위생은 근대화의 구체적인 성과물로 인정
되었다. 이러한 담론은 여전히 우리의 생활 습관에 깊이 영향을 미치고 있다.

하고 과민하게 반응해서 기침을 계속하기도 하는 것이다.

세상을 선악으로 나누어서 악으로 규정되면 반드시 처단해야 할 존재라 여기는 것이 이분법적 사고이다. 한국의 근대화와 함께 교육받은 계몽 담론에는 이분법적인 사고방식이 깊숙이 자리 잡고 있다. 그래서 '가래는 적'이라 생각하는 순간 끝없이 가래 뱉기를 시도하는 것이다. 결과적으로 기침을 멈추지 못하게 되어 괴로움만 커진다. 이 경우 가슴 사진을 찍어도 정상이라서 의사들은 "괜찮다"라고 말한다. 그러나 환자는 강박적으로 가래를 뱉고자 기침하면서 가슴 통증이 심해져 여러 병원을 전전하는 것이다.

수술 후 폐 속에 찬 가래를 제거하는 것은 꼭 필요한 일이다. 그러나 일상에서 걸리는 감기 증상에는 사실 제거해야 할 가래가 거의 없다. 단지 이물감을 느끼는 것을 가래로 오인한 것이다. 기침해서 억지로 뱉으면 그날의 공기 상태, 먹은 음식, 콧물 색깔로 인해 다양한 색깔의 점액질이 나온다. 그러면 '제거할 대상'인 가래가 '적'으로 마음에 그려지고 기침을 계속하여 뱉기를 시도하게 된다. 그래서 기침이 멈추지 않는다.

폐 검사가 정상인데 지속하는 기침은 사실 몸에서 보내는 일종의 신호이다. 이때 내가 바꿔야 할 습관을 알아차리는 것이 중요하다. 멈추지 않는 기침으로 괴롭다면 세 가지를 시도하자. 뱉어야 할 가래가 없으니, 목 안의 이물감에 의미 부여하지 않는다. 아침에 눈 뜨면 따뜻한 물로 목을 축이고 억지로 가래를 뱉지 않는다. 그리고 식단을 살핀다. 너무 무거운 음식인 고량진미를 과식하고 있지는 않은지? 밤늦게 많이 먹고 바로 잠들지는 않는지? 마지막으로 낮에는 가까운 공원에서 가벼운 산책을 즐기며 가볍게 숨을 쉬어 본다. 세 가지 습관을 바꾸면 기침하는 일상이 바뀌어 여러분은 더 건강해질 것이다.

폐경,
다르게
보기!

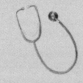

중2병이라는 말이 있다. 부모들이 제일 무서워하는 사춘기 자녀들의 상태를 우스갯말로 병이라 일컬은 것이다. 질풍노도의 상태라 어디로 튈지 모르고 예측 불가능하다. 그런데 이 중2병을 이기는 또 다른 시기가 있다. 바로 폐경기이다. 엄마가 폐경이 되는 갱년기가 오면 온 식구가 조용해지고 엄마 눈치를 보기 시작한다. 종종 드라마에 나오기도 하는 장면이다. 도대체 폐경이 뭐길래 본인은 물론이고 주위 사람들까지 벌벌 떨게 할까?

같이 인문학 공부하는 50대 중반의 여성이 있다. 그 친구는 밤 12시가 넘어도 잠에 잘 들지 못하고 겨우 잠이 들어도 새벽 4시만 되면 눈이 떠진다고 한다. 그녀는 한겨울에도 더워서 얇은 옷을 입어야 하고 가족들이 조금만 서운한 말을 해도 화가 나거나 때로는 눈물도 나기도 했다. 어느 날 갑자기

석류즙을 가지고 다니길래 왜 먹는지 물었다. 그녀는 폐경기 증상이 걱정되어 이런 건강식품을 꼭 먹어야 한다고 답했다. 이 친구처럼 중년의 여성들이 막연히 염려하는 것 중 하나가 폐경기 증상이다. 그래서 온갖 미디어에 폐경과 관련된 정보가 넘쳐난다. 그런데 정말 폐경이 이렇게 걱정할 일인가?

폐경기 증상, 꼭 치료해야 하나?

근대 의학은 정상치를 산정해 두고 그곳에서 벗어나면 비정상이라고 여긴다. 그래서 치료의 목적은 비정상을 모두 정상치에 근접하게 바꾸는 것이다. 이때 약물의 도움을 받는다. 물론 이런 의학적 접근이 많은 사람을 예견된 질병의 고통에서 구했다. 예를 들면 당뇨병의 혈당 수치나, 고혈압 환자의 혈압 수치를 정상치에 가깝게 유지하면 10년이나 20년 뒤 혈관 계통이 망가지는 것을 예방할 수 있다. 당뇨나 혈압을 안정시키면 중풍으로 알려진 뇌혈관 질환이나 심장이 커져 숨이 차는 심부전, 신장 기능 저하로 투석하는 괴로움을 줄이는 것이다.

그런데 폐경은 좀 다르게 접근해 볼 수 있다. 먼저 폐경이 오는 생리적 변화를 알아보자. 규칙적이던 월경 주기가 나이가 들어서 점차 불규칙해지고 월경 전체 주기 동안 난포자극호르몬(Follicle Stimulating Hormone; FSH)이 증가하게 된다. 이에 따라 배란이 되지 않는 주기가 길어지면서 결국 무월경이 온다. 이 기간이 폐경 이행기이며 사람마다 기간이 다른데 어떤 사람은 수년간 지속한다. 이 기간에 감소한 에스트로겐으로 인해 열성 홍조, 발한 등의 전형적인 혈관 운동 증상을 비롯하여 다양한 폐경 증상이 동반된다. 월경이 불규칙해지는 폐경 이행기를 거치다가 1년 이상 월경이 없으면 1년 전 마지막 월경일을 나의 폐경 일이라 진단한다.대한폐경학회, 『폐경기 건강: 폐경 여성을 위한 지침서』(제6판), 군자출판사, 2021, 37쪽 폐경 이행기에 나타나는 증상은 일시적으로 일어난 호르몬 변동 때문이라 심각한 질환을 동반하지 않는다. 그래서 폐경은 노년으로 가는 자연스러운 과정으로 이전과 다른 몸이 되는 변화이다. 하지만 여성 호르몬 수치가 급격히 떨어져서 폐경 이전과 다르게 잠도 안 오고 얼굴이나 몸이 화끈거리며 덥기도 해서 좀 불편할 수 있다.

그런데 과거 근대 의학계는 이 불편함을 몸의 변화 과정으로 보기보다는 치료해야 할 대상으로 상정했다. 이렇게 된 데는 1900년대에 미국의 제약회사가 개발한 합성 여성 호르몬의 역할도 일조했다. 그 당시 슬로건이 '여성이여, 영원하여라'였다. 마치 영원히 젊음을 유지해야 하는 것이 여성의 의무인 듯 선전하여 그 약은 불티나게 팔렸다. 그러나 곧 이 약은 오랜 기간 복용하면 자궁내막암의 유병률을 높이는 것이 밝혀졌고, 그 후 역사의 뒤안길로 사라졌다. 이때 폐경의 억제가 여성에게 상품화 가치가 있다는 것을 알아챈 제약회사들은 여러 가지 유사한 약을 만들기 시작한다. 건강 관련 식품 회사들도 식품이 약보다 안전하다고 선전하며 우후죽순으로 폐경 관련 제품들을 쏟아내기 시작했다.

그러다 보니 인생의 후반기에 들어선 폐경기의 여성들은 몸과 마음은 괴로운데 이를 해결하는 정보가 너무 많아서 혼란스러웠다. 그래서 대한폐경학회에서는 1994년에 공신력이 있는 정보로 폐경에 대한 인식 개선에 도움이 되고자 『폐경기 건강: 폐경 여성을 위한 지침서』 초판을 펴냈다. 이후로 업데이트되는 의학지식을 참조하여 몇 차례 개정판을 출간하고 있다. 현대 의학에서는 폐경을 질환으로 보기보다는 나이의 변화에 따른 현상 가운데 하나로 보고 환자들의 교육에 중점을 둔다. 에스트로겐을 투여하는 경우는 증상이 심하여 일상생활이 불가능할 때이며 최근에는 근력운동을 적극적으로 추천하고 있다.

대지와 같은 자궁

근대 서양의학에서 여성의 자궁은 아기를 낳고 나면 그 기능이 끝나서 쓸모가 없다고 여겼다. 그래서 자궁에 조금만 문제가 생겨도 수술해서 자궁을 없애는 것이 더 낫다고 생각했다. 전통 동양의학에서는 자궁을 근대 서양의학과 다르게 본다. 이를 한 번 살펴보자.

> 월경이 달의 주기와 비슷한 까닭은 여성의 몸에 음의 시간성이 내재되어 있기 때문이다. 안도균, 『동의보감, 양생과 치유의 인문의학』, 293쪽

한의학에서 남자는 양, 여자는 음의 기운을 가지고 있다고 본다. 양은 발산하는 기운이고 음은 응축하고 수렴하는 성질을 갖는다. 여자들은 아기를 낳아야 하므로 기혈을 자궁에 심하게 응축시키는데, 일정 기간에 임신이 되지 않으면 이 기운을 몸 밖으로 내보낸다. 임신하지 않아 응축시킨 기혈을 몸 밖으로 내보내는 현상을 월경이라고 한다. 월경月經은 한자로 달 월月 자를 쓰듯이 달의 주기에 따라 일어난다고 보는 문화이다. 달의 주기와 비슷한 월경은 음의 시간성이 내재했다고 한다. 음의 시간성은 양의 시간인 활동 시간 중간중간에 쉬는 시간을 뜻한다. 월경은 피를 내보내면서 몸을 쉬게 하는 음의 시간이란 말이다. 몸이 충분히 쉰 뒤 새로운 기혈 생성의 장으로 들어서서 안도균, 앞의 책, 293쪽 월경은 기혈을 순환시키는 역할도 한다. 기혈을 순환시키는 월경은 여성이 자주 겪는 칠정

七情의 울결鬱結*을 막아 준다. 칠정은 기쁘고 성내고 우울하고 근심하며 지나치게 슬퍼하고 놀라고 겁내는 일곱 가지 감정이다. 칠정이 뭉치면 스트레스가 되어 질병을 발생시키는데, 월경은 칠정을 풀어 주는 기간이다. 통증으로 불편하고 괴롭다고만 여긴 월경이 뭉친 감정을 풀어 주다니. 우리 몸에 일어나는 일들은 그 상황에 맞게 그때그때 꼭 필요한 일이었다. 그리고 월경을 더이상 하지 않는 상태가 폐경이다. 폐경閉經의 뜻은 경맥이 닫힌다는 의미이다. 폐경은 아기를 낳지 않기 때문에 기혈을 모을 필요가 없어진 상황에 나타난다. 그래서 달의 주기에 따라 역동적으로 움직이던 음의 에너지가 폐경기에는 큰 높낮이 없이 잔잔하게 흐른다. 월경과 폐경이 음의 시간성이 변화하는 사건이라면 "자궁인 포胞는 음의 시간성을 조절하고 주관하는 장소로 볼 수 있다."안도균, 『동의보감, 양생과 치유의 인문의학』, 294쪽

여자의 포는 곧잘 대지에 비유된다. 대지가 자연을 키워내듯 포는 생명을 길러내며, 대지가 만물을 포용하듯 포 역시 오행을 아우른다. 가임기의 포가 생명을 키우는 역할을 했다면

---

* 칠정은 인간의 일곱 가지 감정. 희(喜, 기쁨), 노(怒, 성냄), 우(憂, 우울), 사(思, 근심), 비(悲, 슬픔), 경(驚, 놀람), 공(恐, 두려움), 칠정이 지나치면 장부 기혈에 영향을 주어 병을 일으킬 수 있다. 울결은 기혈이 한 곳에 몰려 흩어지지 않음.

동네 병원 인문학

폐경기 이후의 포는 존재와 세계를 거침없이 수용한다. 포가 어떤 오행에도 속하지 않는다는 것도 이런 음의 포용력에서 나온다고 할 수 있다.안도균, 앞의 책, 300쪽

포는 자궁을 말한다. 월경 기간에 포는 기혈의 안정적 순환을 위해 일한다. 가임기 시기가 되면 포는 아기를 생산할 목적으로 밖(정자)과 만나기 위해 역동적으로 움직인다. 폐경기가 되어도 포는 여전히 음陰의 에너지를 맞추는 역할을 한다. 이제 임신할 필요가 없는 포는 다른 존재를 거침없이 수용하는 더 큰 포용력이 생긴다. 아이들을 다 키운 폐경 여성은 집을 나가 세계를 만날 수 있는 것이다. 고전 한의학에서 자궁은 만물을 길러내는 대지와 같은 존재였다.

지혜를 연마하는 시기

이렇게 보면 폐경이 된 여성들은 관계를 확장하고 지혜를 연마할 수 있는 시기에 온 것이다. 폐경기를 가족 울타리에서 벗어나 더 넓은 관계를 향해 나아가는 신체적 변화를 겪는 기간으로 생각할 수 있다. 그런데 이 사실을 알지 못하고 폐경을 골칫거리로 생각하는 사회적 시선에 생각이 갇혀 버린다면? 호르몬의 변화로 출산하지 않아도 되게끔 몸이 바뀌었는

데 몸의 변화를 거부한다면? 아마 몸과 마음이 아프게 될 것이다. 인류학자 앤 라이트(Ann Wright)도 여성의 폐경기 증상은 육체적인 스트레스보다 심리적 스트레스에 의해서 유발된다고 밝혔다. 현대 여성들은 과거 대가족이었던 시절과 달리 작은 텃밭 같은 가정에만 집착하는 경우가 많다. 평생을 하나뿐인 내 가족만 있다고 여기며 좁은 관계에 갇혀 버리면, 폐경기가 되어 인간관계가 넓게 퍼질 수 있는 시기에 울혈이 생겨 몸과 마음이 힘들어진다. 이때에는 다른 문화에서 폐경을 어떻게 보는지 살펴서 좁은 관계에 갇힌 시선에서 빠져나가 보는 것이 도움이 된다.

켈트족의 문화에서 젊은 여성은 꽃에 비유되며, 어머니들은 과일로, 나이 든 여성은 씨앗으로 비유된다. 씨앗은 지식과 다른 모든 것의 잠재성을 담고 있다. 폐경기 이후 여성의 역할은 앞장서서 진실과 지혜로 공동체에 씨를 뿌려 주는 일이다. 원시 문화에서 폐경기의 여성들은 지혜의 피를 더 이상 주기적으로 흘려 버리는 것이 아니라 보유하는 것으로 간주하였다. 이러한 문화적 배경으로 폐경 이전의 여성은 신을 영접할 수 없었다. 원시 문화에서 폐경기의 여성들은 모든 인간과 동물의 자식들에게 책임감 있는 목소리를 제공해 주었다. 나이 든 여성들은 중요한 영향력을 행사했으며 부족의

동네 병원 인문학

모든 결정을 검토해 주었다.크리스티안 노스럽, 『여성의 몸 여성의 지혜』,

강현주 옮김, 한문화, 2023, 369쪽

이 글을 읽는 것만으로도 폐경을 맞은 나는 지혜를 닦을 신체가 된 것이 기뻐졌다. 새로운 인생의 황금기가 눈앞에 온 것이 생생하게 느껴진다. 생각해 보면 각자 자기 나이에 맞는 생명력을 타고나는 것이 자연의 힘이다. 꽃이었던 시절이 지나고 이제 열매를 맺어야 한다면 잎사귀나 꽃은 나무에서 떨어지는 것이 자연스럽다. 씨앗에는 다음 세대가 자라는 데 필요한 정보가 담겨 있다. 대지에 뿌려진 씨앗은 다시 싹이 트고 나무로 자라게 될 것이다. 이 씨앗의 역할이 폐경기의 여성이라는 것을 받아들이면 몸의 변화에 대해 자연스럽고 적극적인 태도가 된다. 지혜를 연마할 수 있는 신체의 변화(폐경)가 이미 선행되었으니, 세상과의 관계를 넓혀 현명하게 살아갈 시기가 도래한 것이다. 나의 경우는 읽고 쓰고 공부하는 장으로 들어왔다. 각자 자신의 조건에 따라 봉사 활동, 명상 동아리 등 무엇이든지 할 수 있는 시기가 폐경기이다.

"폐경은 축복이다"

흔히 우리는 죽어 보지 못하기 때문에 죽음을 알지 못한다고 한다. 그런데 여성은 죽음을 맞은 것은 아니지만, 폐경기가 되면 자연스럽게 이전과는 전혀 다른 신체가 된다. 나는 폐경기가 기회의 순간이라고 생각한다. 몸이 바뀌면, 마음도 바뀔 가능성이 커지기 때문이다. 폐경 이전과는 전혀 다른 마음의 에너지를 쓸 수 있게 된다. 젊은 시절에 집착, 탐욕의 기운이 동하여 감정이 요동쳐 칠정의 변화가 심했다면 폐경기가 되어 요동치는 번뇌를 놓아 버릴 수 있는 시절이 온 것이다. 젊었을 때의 습관을 중년에도 유지하기를 원하면 폐경으로 인한 스트레스 증상이 심해진다. 오히려 폐경은 월경 주기에 따른 호르몬의 요동 현상이 사라지고 일정한 호르몬이 나오게 되는 상태다. 담담한 일상을 즐길 수 있게 되었다고 볼 수 있다. 밖으로 즐거움을 좇기보다 내 안에 집중하는 일상을 살기에 적합한 신체로 변한 것이다.

감이당에도 50대 여성 분들이 정말 많이 공부하러 온다. 아이들이 크고 나니 마음은 허전하고 삶의 방향을 잊은 것 같아서 오는 분도 있지만, 지혜를 연마하기 위해 오신 분도 많다. 감이당에서 중년의 공부는 자식이 아닌 다른 환경에서 자란 청년들과 만나는 기회 같다. 그 청년들을 통해 가까이 있지만 이해하지 못했던 아들과 딸의 고민이 무엇인지 알기도 한다. 작은 텃밭에 만족하던 여성이 넓은 평야를 닮은 존재로 변화하는 것이다.

동네 병원 인문학

그래서 "폐경이란 실로 축복이다."고미숙, 『동의보감, 몸과 우주 그리고 삶의 비전을 찾아서』, 북드라망, 2013, 380쪽 폐경기는 노년과 죽음을 준비하는 지혜를 연마하는 시기로 몸과 마음이 변화하기 때문이다. 호르몬 변화로 인해 달라지는 몸 덕분에 생긴 나쁜 습관을 줄여야 한다. 새벽에 자주 깨고 잠이 오지 않는다면 각성 효과가 강한 커피와 비타민 음료를 줄이고 낮에는 햇빛을 받으며 자주 걷는 것이 좋다. 폐경기 이전보다 규칙적으로 먹고 운동하는 습관이 생긴다. 또 폐경기 즈음의 여성은 부모님의 병환과 죽음을 만난다. 이때 '어떻게 살아야 하는지?' 하는 질문을 품고 고전의 지혜를 배우고 싶어 한다. "우리 내면의 지혜가 호르몬의 작용에 힘입어 그 어느 때보다도 더 크고 열정적으로 말을 걸어 오는 것이다."크리스티안 노스럽, 『폐경기 여성의 몸 여성의 지혜』, 이상춘 옮김, 한문화, 2013, 38쪽

갑상선 이상,
너무 열심(熱心)히
하지 마세요!

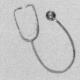

진료실이 아닌 곳에서 의사라고 나의 직업을 밝히면 처음 만난 사람도 종종 건강을 상담한다. 작년에 갔던 2박 3일 명상 수련에서도 그랬다. 3일간의 묵언 수행을 끝내고 짐을 정리하는 시간에 방을 같이 쓴 중년 여성이 말을 걸었다. 그분은 여동생이 갑상선암이라며 나에게 물었다. "여동생은 나이가 40이고 지금 항암 치료 중인데도 쉬지 않아서 걱정입니다. 어떻게 도와주면 좋을까요?" 그러고 보니 내 사촌 올케도 나이 마흔에 갑상선암으로 수술했다. 그녀도 학회장 직함을 13개나 가질 정도로 열심히 일하는 사람이었다. 몇 년 전 감이당 학인 중에도 갑상선암으로 수술한 30대 여성이 있었다. 중앙 암등록 본부의 통계(2021년)에 따르면 갑상선암의 발병률이 남녀 전체에서 15세~34세(50.8%), 35세~65세(17.7%), 0~14세(2.6%) 순이다. 내 주위에 갑상선암을 진단받은 세 명은 모두

30~40대의 젊은 여성들이다. 그녀들이 암을 진단받은 시기는, 그녀들 인생에서 가장 바쁜 시기를 보내는 때였다. 엄마의 보살핌이 가장 많이 필요한 0~10세 아이가 세 명인 이도 있었고, 여러 직함을 가지고 사회적으로 왕성하게 활동하거나, 업무 강도가 높은 직장과 대학원 공부를 병행하는 사람도 있었다. 이렇게 열심히 사는 그녀들에게 왜 갑상선암이 찾아왔을까?

갑상선이 뭐지?

갑상선은 목과 가슴이 연결되는 부분에 있으며, 나비넥타이 모양으로 생겼다. 갑상선은 갑상선 호르몬을 생산·저장해 두었다가 필요할 때마다 혈액으로 내보내는 내분비 기관이다. 갑상선 호르몬은 인체의 모든 기관의 기능이 적절히 유지될 수 있도록 하는 대사 작용에 관여한다. '대사'는 우리가 먹는 음식의 영양분을 체내에서 분해하여 생명 활동에 필요한 생체 에너지를 만들고 불필요한 것은 배출하는 과정을 말한다. 이 대사 작용이 몸무게를 결정짓는데, 선천적으로 대사 속도가 빠른 사람은 대사 속도가 느린 사람에 비해 몸무게가 적게 나간다. 즉 대체로 마른 편이다. 반대로 대사 작용이 천천히 되는 사람은 통통한 편이다. 이때 관여하는 것이 바로 갑상선 호르몬이다.

그래도 갑상선이 무슨 일을 하는지 잘 이해가 안 가면, 갑상선 호르몬이 많거나 적을 때 일어나는 병증을 알면 도움이 된다. 비정상적으로 갑상선 호르몬이 많이 분비된 것이 갑상선 기능 항진증이다. 예를 들면 휴가철에 갑자기 관광객이 많이 들이닥쳐 혼란에 빠진 마을과 같다. 이런 상황이 되면 밤마다 젊은이들이 광란의 파티를 벌이고 경찰은 부족하여 마을을 통제하기 힘들다. 갑상선 기능이 항진되면 휴가철 마을처럼 신진대사가 지나치게 활발해져 몸에서 열이 나기 시작한다. 조절할 수 없는 지경에 이르면, 가슴이 두근거리고 식은땀이 나고 초조하고 불안해지며 눈이 앞으로 튀어나오고 살이 빠진다. 반대로 갑상선 기능 저하는 갑상선 호르몬 농도가 저하된 상태이다. 휴가철이 끝나서 젊은이들이 도시로 떠나서 텅 빈 마을을 떠올리면 된다. 이렇게 갑상선 호르몬이 부족하면 만성적으로 피곤하고 식욕은 떨어지는데 몸은 부어서 체중이 증가한다. 이런 갑상선 기능 저하증은 보통 60대 이상에서 10명 중 1명꼴로 발병한다. 갑상선 기능 항진증이나 저하증은 호르몬 과잉 또는 부족 현상이기 때문에 반드시 약물을 써서 치료해야 한다.

갑상선 고장의 지름길, 열심(熱心)!

갑상선에 관련된 질병 중에는 기능 항진증이나 저하증 말고도 갑상선암이 있다. 특히 최근에는 갑상선암이 많이 발견되고 있다. 이렇게 갑상선암이 흔해진 이유가 뭘까? 그 이유는 2000년대부터 건강검진이 전 국민적으로 확대되고, 2010년대 후반부터 목 초음파를 전문적으로 많이 하게 된 것 때문일 것이다. 검진을 많이 하고 목 부분을 자세히 검사하게 되어서 갑상선암 유병률이 높아졌다.

2023년 방영된 〈닥터 차정숙〉이란 드라마에서도 갑상선암에 관한 일화가 있었다. 이 드라마에서 어머니는 갑상선암에 걸렸다고 노심초사했다. 그런데 의사인 아들과 의사인 손자의 반응은 심드렁했다. 크게 걱정할 일 아니라는 것이다. 실제 의료현장에서 의사들도 갑상선암을 다른 암에 비해 가볍게 여기는 편이다. 당장 생명에 크게 영향을 미치지 않기 때문이다. 90퍼센트 이상은 종양을 제거하는 것으로 완치된다. 갑상선암이 위험하지 않다는 것은 좋은 소식이지만, 드라마에서도 다루는 만큼 최근 갑상선암이 많이 발견되는 또 다른 이유는 무엇일까? 특히, 30~40대의 젊은 연령층에서의 높은 유병률에 집중해 보자. 이를 인문학적으로 생각해 보면 너무 '열심'熱心히 살기 때문이다.

"열심히 하겠습니다!" 우리 시대의 대표 구호요, 만병통치약이다. 하지만 '열심'이란 무엇인가? 뜨거운 열熱에 마음 심心. 마음은 곧 심장이다. 한마디로 심장이 '열 받도록' 애를 쓴다는 말이다. (중략) "기는 안에서 흩어지고 혈은 기를 따라 흘러 영위가 혼란하므로 온갖 병이 공격한다."(『동의보감』) 두통에 어지럼증, 갑상선 기능 항진증 등이 거기에 속한다. 고미숙, 『고미숙의 몸과 인문학: 동의보감의 눈으로 세상을 보다』, 북드라망, 2013, 135~137쪽

인생에서 30~40대는 가장 활발하게 활동하는 시기라고 볼 수 있다. 어느 정도 적응이 된 직장이나 사회에서는 승진이나 성공을 향해 달려가고, 가정에서는 부모로서 해야 하는 일이 많아지는 시기이다. 어찌 보면 인생에서 가장 바쁘고 '열심'히 살아야 하는 때다. 이렇게 열심히 사는 것을 『동의보감』의 시선으로 보면 그야말로 심장이 열을 과도하게 받은 상태이다. 그러다 보니 심장뿐 아니라 온갖 장기에 병이 발병할 수 있다. 다시 말하면 '열심'은 심하게 노력하는 상태란 말이다. 갑상선암에 걸린 젊은 환자들의 경우를 보면 너무 열심히 사는 경우가 많았다. 심하게 '열심'히 살아서, 에너지 대사를 조절하는 갑상선이 쉽게 고장이 나는 것은 아닐까.

새로운 일상의 리듬 만들기

그런데 열심히 살면 행복할까? 앞의 사례를 보더라도 모두가 그렇지는 않은 것 같다. 그러면 우리는 왜 열심히 할까? 잘하고 싶기 때문일 것이다. 그런데 잘하고 싶어 애를 쓰다 보면 몸에 힘이 들어가고, 힘이 들어가면 스트레스가 될 수도 있다. 그렇다면 내 눈앞에 온 일이 스트레스가 안 되게 하려면 어떻게 해야 할까? 우선은 잘하려고 애쓰는 힘을 빼면 되지 않을까 싶다. 몸과 마음에 긴장을 일으키는 잘해야 한다는 마음을 내려놓고 해보자. 『너무 잘하려고 하지 마세요』라는 정화 스님의 책 제목처럼. 잘하고 싶어서 너무 열심히 하지 말고 내가 할 수 있는 만큼 즐기면서 하는 것이다. '열심히'가 '즐기는 것'을 이길 수 없다는 말도 있지 않은가? 열심히 하는 것이 아닌, 즐기면서 하는 새로운 일상의 리듬을 만들자.

또 한 가지 생각해 볼 필요가 있다. 열심히 하다 보면 속도가 빨라질 수 있다는 점이다. 내 몸에 맞는 속도가 아닌 타인의 눈높이에 맞추어 달리기 때문이다. 그래서 열심히 사는 현대인은 오히려 무기력을 호소하는 경우가 많다. 이렇게 사회적인 성공을 향해서만 치달리다 보면 단기적인 효과로 원하는 성취를 이룰 수는 있지만 행복은 요원해진다. 몸은 지쳤는데 잠자려고 누우면 내일 할 일에 온통 신경이 가서 제때

동네 병원 인문학

잠들지 못해서 괴롭다. 그러면 몸은 지금을 전쟁 중이라 인식하여 교감 신경이 활발해진다. 신체가 긴장하고 열 받은 상태에 들어가는 것이다. 지금 대한민국이 그렇다. 열심히 빨리 달려온 결과 경제적으로는 풍요로워졌지만, 몸과 마음이 열을 과도하게 받아 아픈 병증 상태이다.

이렇게 말하면 '열심히 살지 말라는 것인가?' 하고 물을 수 있다. 갑상선암을 앓았거나 갑상선 기능 항진인 경우라면 "그렇다". 질병은 몸의 항상성이 무너졌을 때 나타난다. 병은 몸이 보내는 일종의 메시지이다. 지금처럼 살지 말라는! 세포 대사 작용에 관여하는 갑상선 기능을 생각해 보면 '열심히, 빨리빨리'가 몸과 마음의 평형을 깨뜨린다는 것을 짐작할 수 있다.

열 받은 몸의 평화를 회복하려면? 열을 내리려면 이전과는 다르게 '적당히' 살아야 한다. 여기서 '적당히'는 나아갈 방향은 있지만 지금 당장 꼭 그래야 한다는 집착을 부리지 않고, 내 몸의 속도가 주위 사람들과 조화로운 균형을 이룬 상태를 말한다. "그러면 게을러지지 않나요?" 하고 물을 수 있다. 그렇지 않다. 목표를 꼭 이루어야 한다는 과도한 욕심을 내려놓고 일상의 가장 기본적인 리듬에 집중하여 먹고 걷고 자자는 시간을 확보해 보라. 그러면 몸과 마음에 여유가 생긴다. 여유가 생기면 마음이 차분해져서 주변 사람들과의 소통도 원활해진다. 당연히 집중력도 높아진다. 점차 들끓던 열이 식고 몸과 마음이 편안해지기 때문이다.

세상을 살다 보면 매일 할 일이 생긴다. 학교도 가고 직장에서 일하기도 하고 가족을 돌볼 수도 있다. 그런데 만약 나의 갑상선에 질환이 생겼다면 '새로운 일상의 리듬'을 만들라는 신호로 받아들이고 삶을 재점검하면 좋다. 이후 병이 치료된 다음에도 병에 걸리기 전과 같은 생활 방식으로 살면 비슷한 종류의 질병이 반복하여 나타나기 쉽다. 병은 사회적 페르소나에 맞추어 너무 열심히 살아 고장 난 몸을 점검하라는 '알림 사인'이다. 병에 걸렸으니, 병원에 가서 치료되면 끝이라고 생각하지 말라는 것이다. 전문적인 의료진의 도움도 필요하겠지만 '갑상선'에 문제가 생긴 것은 몸이 스트레스를 받아서 나에게 '적당히 살아도 돼'라고 말함을 알았으면 한다.

류머티즘을 수십 년간 앓고 있는 『아파서 살았다』의 저자도 그랬다. 이 분은 같은 공동체에서 공부한 친구다. 저자는 다양한 치료 방법에 몰두하며 아픔을 없애는 데만 집중하는 것이 일상이었다. 그런데 생각을 바꾸어 완벽한 치유에 대한 기대를 포기한 순간 고통이 사라졌다고 한다. 그렇다고 무기력하게 주저앉는 것은 아니다. 병에 대해 어느 정도 타협하면서 자신을 둘러싼 관계를 점검하고, 가장 최우선이었던 병을 뒤로 미루었다고 한다. 그러자 시선이 넓어지면서 자연스럽게 가족, 직장, 친구와의 관계에 가치를 두기 시작했다는 것이다. 이렇게 우리도 인생을 이루는 것에는 많은 부분이 있음을 자각하면서 무게중심을 잘 분배해 보자. 이것이 새로운 일상의 리듬을 만드는 방법 중 하나이다.

치매 예방은
뇌훈련으로!

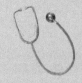

진료실에는 환자만 오는 것이 아니다. 환자 가족이나 친구들이 환자 몰래 환자 상태를 알려 주기 위해 오기도 한다. 최근에 중년 여성 두 분이 진료실을 방문했다. 그녀들은 "제 친구가 이 내과 선생님 이야기를 많이 하고, 선생님을 주치의로 신뢰해요. 그런데 평소 예의 바른 그녀가 요즘 예의 없이 밤낮으로 저희에게 전화해서 횡설수설해요. 저희가 치매 같다고 병원 진료를 받자고 했는데, 자신은 치매가 절대 아니라며 진단받기를 강력하게 거부하니, 진료받으러 오면 선생님이 설득 좀 해주세요"라고 했다. 나는 친구를 세심하게 관찰하여 미세한 변화를 알아차리고, 낯선 우리 병원에 방문하면서까지 친구를 걱정해 주는 친구들의 우정에 감동했다. 마침, 며칠 뒤 그 환자가 혈압약을 타러 왔다. 그러고는 뇌 영양제를 꺼내 이 약을 먹어도 되느냐고 물었다. 나는 단호하게 뇌 영양제는 치매를 확실하게 예방하지 못하니 뇌 검사를 해서 문제가 있다면 필요한 조치를 하는 것이 좋다고 오랜 시간 설득했다. 다행히 환자 분이 수긍하여 다음 날 대학병원 진료를 예약했다. 며칠 후 환자는 대학병원에서 치매 초기로 진단받고 치료를 시작한다고 연락했다.

거의 모든 사람이 나이 들었다고 느끼기 시작할 때, 자신이 치매에 걸리지는 않을지 걱정한다. 특히 중년 이후에는 치매를 예방하는 효과를 기대하며 뇌 영양제를 복용하기도 한다. 그러나 나는 효과가 확실하지 않은 뇌 영양제를 먹는 것보다 먼저 치매에 대해서 제대로 알아야 한다고 생각한다. 그래야 치매를 예방하는 생활 태도를 배우고 익힐 수 있다. 정말 뇌를 건강하게 하고 싶으면 우리는 어떻게 해야 할까?

치매, 인지흐림증

치매는 한자어로 어리석을 치癡에 어리석을 매呆이다. 우리는 흔히 상황에 맞지 않은 행동을 할 때 슬기롭지 못하고 둔하다고 하며 이를 어리석다고 여긴다. 치매는 '어리석은 행동을 하는 병적 상태'를 말한다. 치매의 원인은 퇴행성 뇌 질환, 뇌졸중, 알코올 등 다양하다. 이에 따라 치매의 종류 또한 알츠하이머병, 파킨슨병, 혈관성 치매, 알코올성 치매가 있다. 치

동네 병원 인문학

매의 다양한 원인과 상관없이 치매로 인한 현상은 뇌세포가 감소하고 뇌세포 간의 연결기능 일부가 깨어져 전반적인 인지기능이 감소하는 것이다. 2013년 미국은 치매(dementia)에서 주요신경인지장애(major neurocognitive disorder)로 질병명을 변경했다. 2021년 우리나라도 보건복지부에서 치매에 대한 인식을 개선하고자 병명을 공모하였고 1위로 당첨된 명칭이 '인지흐림증'이었다. 이렇게 치매는 뇌의 기질적 변화로 생긴 질환이고 주된 병적 증상이 인지 장애라고 보면 된다.

우리는 흔히 치매가 65세 이상의 나이에서 발병한다고 생각하지만, 비교적 젊은 사오십대에서도 발병할 수 있는 질병이다. 65세 이전에 발병하는 치매를 '조발성 치매'라고 한다. 조발성 치매 환자 수가 2009년 1만 7,772명에서 2019년에 6만 3,231명으로 10년 사이에 3.6배 늘어났다. 2021년 기준으로 보면 조발성 치매 환자는 전체 치매 환자의 약 8% 정도 2024. 3. 13. 질병관리청인 것으로 나타났다. 예전보다 많이 늘어난 수치다. 그렇다면 연령대가 높지 않더라도 치매를 일으킬 수 있는 습관을 인지하고 개선하는 것이 중요하단 의미이다.

알츠하이머가 전체 치매 환자의 70%를 차지한다. 알츠하이머의 대표적 증상이 기억력 저하다. 그러다 보니 병원에 오는 환자들이 자신의 기억력이 저하되었다고 느끼면 자연스럽게 치매를 떠올리고 걱정하는 경우가 많다. 아이러니하게도 치매를 걱정하는 사람 대부분이 아직은 치매가 아니다. 그런데 문제는 치매를 지나치게 걱정하면서 치매를 예방하고자 뇌 영양제를 복용하려는 것이다. 이는 근원적으로 치매를 예방하는 방법이 될 수 없다. 우선 뇌 영양제가 치매를 예방한다는 효능이 입증된 바가 없다. 오히려 치매 예방약으로 흔히 알려진 콜린알포세레이트는 건강한 사람이 남용하면 뇌졸중의 위험박상민 교수, 「뇌영양제를 먹으면 뇌기능이 개선되나요?」, 『의학신문』, 2024.2.25만 높일 수 있다. 그러므로 치매 치료와 약 복용은 의사에게 맡기고, 치매를 걱정하는 우리는 치매를 예방하기 위해 생활 습관을 교정해야 한다. 지금부터 이 이야기를 해보려고 한다.

습관이 뇌를 바꾼다

치매는 뇌에 생기는 기질적 변화로 인한 질병이다. 그러니 치매를 예방하려면 뇌를 건강하게 하면 되지 않을까? 시험 성적을 잘 받으려면 공부를 꾸준히 열심히 하여야 하듯이 뇌를 건강하게 하려면 뇌세포를 훈련해야 한다. 뇌는 어떻게 훈련할 수 있을까?

뇌가 하는 일을 알면 뇌를 훈련하는 방법도 알 수 있다. 흔히 두뇌를 좋게 하려면 생각을 열심히 해야 한다고 여긴다. 아니다! 두뇌를 좋게 하려면 운동을 해야 한다. 책상에 오

동네 병원 인문학

래오래 앉아 있는 것보다 50분 공부하고 10분 산책하는 것이 뇌의 활성화에 훨씬 도움이 된다. 뇌는 신체가 운동하면 활발해지기 때문이다. 움직임을 관장하는 최고 사령관이 '뇌'이다. 일례로 식물은 움직이지 않는다. 그러다 보니 뇌가 필요 없어서 뇌를 만들지 않는다. 또 멍게는 태어나서 움직일 때는 뇌가 있다가 바위에 자리를 잡고 성체가 되면 "자기 뇌를 소화해서 흡수해 버린다".김주환, 『내면소통』, 480쪽 더 이상 움직일 필요가 없어서 뇌를 없앤 것이다. 자연에서의 예시만 보아도 알 수 있다. 뇌를 훈련하는 가장 효율적이고 쉬운 방법이 운동이라는 것을. 공원을 걸으면서 햇빛을 느끼고 나무를 보고 새소리를 듣는 것을 상상해 보자. 걷는 것은 뇌의 전두엽을, 나무를 보는 것은 뇌의 후두엽을, 듣는 것은 뇌의 측두엽을 훈련하는 과정이다. 만약 다리가 아파 걷지 못한다면, 손으로 여러 가지 움직임을 만드는 것 또한 뇌의 전두엽을 이용하는 것이다. 이렇게 운동뿐만 아니라 신체의 손과 발을 움직이는 것은 뇌 건강에서 아주 중요하다. 그러고 보니 인문학을 공부하면서 책도 읽고 글도 썼지만 가장 많이 했던 일이 친구들과 함께 남산을 산책하는 것이었다. 책이 어렵고 글이 잘 써지지 않는 순간에 무의식적으로 친구들과 이야기하고 걸으면서 뇌의 여러 부위를 동시에 자극한 셈이다.

더불어 치매의 발병에 치명적인 습관이 알코올 섭취이다.

원래 뇌에는 독성물질이 들어가지 않는다. BBB(Blood Brain Barrier, 혈액뇌장벽)라는 뇌를 보호하는 훌륭한 시스템 덕분이다. BBB는 인지질로 구성되어 있고 선택적으로 뇌에 필요한 영양분과 물이 통과하도록 한다. 그런데 알코올은 수용성이고 지용성이기 때문에 BBB를 자유롭게 통과하게 된다. 적포도주 1잔 정도는 혈관을 활성화하는 도움을 주어 혈관성 치매를 예방한다는 논문이 있기도 하다. 그러나 과도한 음주로 인한 알코올 성분은 BBB를 통과하여 뇌세포를 망가뜨린다. 특히 뇌의 측면에 있는 언어중추인 베르니케 영역이 고장이 난다. 그래서 술에 취하면 한 말을 반복하고 횡설수설하는 것이다. 치매 위험을 높이는 유전자를 가진 사람이 한 달에 한 번 이상 음주를 하는 경우 치매에 걸릴 확률이 7.4배로 증가한다. 어느 누가 '자신은 치매에 걸릴 확률이 없다'라고 단언할 수 있겠는가?나덕렬, 『뇌美인』, 위즈덤스타일, 2017, 147쪽 그렇다면 술을 멀리하는 것도 치매를 예방하는 방법의 하나이다.

그리고 치매 환자의 보호자들이 가장 당황하는 경우가 환자의 성격이 바뀌는 것이다. 치매가 의심되면 당사자의 행동과 성격 변화를 한번 살펴보자. 먼저, 충동을 억제하지 못하고 판단력이 떨어지는 증상은 전두엽 치매인 경우이다. 전두엽은 목표를 세운 뒤 일관되게 추진하고, 현재 상황을 잘 파악해 최적의 결정을 내리며, 다른 사람들에게 어떻게 대해야

동네 병원 인문학

하는지 헤아리는 뇌다. 전두엽 덕분에 우리는 서로 양보하고 사이좋게 지낸다고도 볼 수 있다. 전두엽 주특기인 타인에 대한 배려를 일상생활에서 늘 실천하면 치매 증상이 나타나지 않는다는 특별한 연구 결과도 있다. 수녀님들의 경우로, 뇌과학 발전을 위해 수녀님들이 사후에 뇌를 기증하면서 밝혀진 사실이다. 실제 수녀님들은 치매가 걸린 뇌의 해부학적 구조를 가졌으나 살아생전 치매 증상이 나타나지 않았다는 것이다. 뇌과학자들은 수녀님들이 평소 타인을 위해 봉사하고 많은 사람과 함께 식사하며 대화를 나누는 생활 습관 덕분에 치매 증상이 나타나지 않은 것이라고 분석했다. 수녀님들은 일평생 일상생활에서 전두엽을 열심히 쓴 것이다. 개인 시간 중 일정 부분을 사회적 네트워크에 노출하여 사람들과 부딪히는 훈련이 뇌의 활성화에 필요하다는 의미로도 볼 수 있다. 당구, 화투, 윷놀이, 라인 댄스, 골프, 함께 책 읽기 등 무엇이든 좋다. 함께 모여 웃고 떠들며 활동하고 같이 밥 먹으며 대화를 나누는 것 자체가 치매를 예방한다.

더불어서 뇌는 익숙하지 않고 낯선 환경에서 활발해진다. 여행을 떠올려 보자. 일상에서 벗어나 새로운 공간, 새로운 사람들과 만나면 몸과 마음이 매 순간을 살아 있는 경험을 하지 않는가. 이렇게 처음 마주치는 것이면 무엇이든지 뇌 건강에 좋다. 익숙한 것만 하지 말고 '낯섦'과 자주 마주치는 행동이 치매를 예방한다. 잘해서 1등 하는 것만 지속하지 말고, 못해서 꼴찌 하는 것에 시간을 많이 쓰라는 뜻이다. 이과 성향의 사람이라면 글을 쓰고 그림을 그려 보며, 문과 성향의 사람이라면 과학 공부를 하는 것도 좋다. 처음 배우는 외국 언어를 상상해 보라. 후쿠오카에 사는 팔순의 일본 할머니가 한국어를 배우고 한류 스타의 책을 번역하기까지 했다고 한다. 낯선 언어를 배우고 쓰는 순간 뇌는 활발히 움직이고 뇌세포 간의 새로운 네트워크를 형성한다. 몸을 움직이고, 술을 최대한 적게 먹기, 사람들과 어울려 밥 먹고 대화하기, 새로운 것을 배우는 습관들이 뇌를 건강하게 한다. 그리고 잘 자는 것도 매우 중요하다. 잠자는 동안 알츠하이머의 원인 물질로 추정되는 아밀로이드가 제거되기 때문이다.

'뇌 미인'이 되자

치매 환자를 진료한 경험이 많은 대학병원 신경과 의사가 『뇌美인』나덕렬, 『뇌美인』, 위즈덤스타일, 2017이라는 책을 냈다. 이 의사는 우리가 투자해야 할 대상이 얼굴이 아니라 뇌라고 말한다. 정말 그렇다. 우리는 외형적으로 눈에 보이는 얼굴과 몸을 가꾸는 것에 정말 많은 시간과 노력을 투자한다. 그런데 정작 내 행동과 말과 마음에 직접적인 영향을 주는 뇌에 대해서는

동네 병원 인문학

무관심하다. 그러면서 치매에 대해 걱정은 많다. 이제 걱정은 그만하고 지금 할 수 있는 일을 하자.

뇌를 훈련하는 방법은 관심을 가지고 주위를 둘러보면 많이 찾을 수 있다. 내가 인문학을 공부한 '감이당'의 커리큘럼은 뇌 미인이 되는 최상의 방법이다. 감이당에 공부하러 오는 학인들의 연령대는 10대에서 70대까지 다양하다. 나이대가 다른 사람들이 모여 같이 고전을 읽고 토론하고 글을 쓰며 친구가 된다. 읽고 쓰고 말하기는 뇌를 훈련하는 데 훌륭한 방법이다. 새로운 친구들을 만나게 되니 뇌는 얼마나 신선한 자극을 받겠는가. 또 감이당에서는 고전을 외우고 낭송도 한다. 지혜가 담긴 글귀를 낭송하면 소리가 뇌의 측두엽을 자극하고 암기는 해마를 훈련한다. 남방 불교에서는 경전을 읽고 모두 암송한다. 이런 모든 활동이 뇌를 명료하게 하는 것이다.

특별한 곳을 가지 않아도 날마다 새로운 세상이 펼쳐진다. 아기가 태어나 세상을 처음 만나는 것처럼 어제의 습관으로 세상을 보지 않으면 말이다. 호기심을 가지고 산다면 하루는 흥미진진한 일투성이다. 매 순간 배우는 자세로 일상에서 일어난 일을 대하면, 치매 걱정하는 시간을 할애하기보다 건강한 뇌로 풍부한 삶에 집중하여 살 수 있게 된다. 우리 모두 일상적으로 뇌를 훈련하면서 치매를 걱정하지 않는 슬기로운 하루를 보내 보자.

건강한
다이어트!

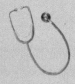

50대 K는 거의 10년째 고혈압과 고지혈증으로 두 달에 한 번씩 정기적으로 내원하고 있다. 며칠 전 약을 탈 때가 아닌데 내원한 K는 자리에 앉더니 머뭇거리며 종이 한 장을 꺼냈다. 다른 병원 처방전이었다. 처방전을 살펴보고 깜짝 놀랐다. 약 이름이 10개가 넘게 빼곡히 적혀 있었다. 아는 약도 있었지만 대부분 모르는 약이라 그녀에게 어디가 몹시 아프냐고 물었다. 그러자 그녀는 살짝 부끄러운 기색으로 다이어트약이라고 했다. 그녀를 조금 더 유심히 쳐다보니 살짝 통통했던 얼굴이 약간 핼쑥해 보였다.

K는 너무 많은 약을 한꺼번에 먹은 뒤 어지러움과 구토 증세가 동반되어 이를 해결하고자 진료받으러 왔다. 그녀는 고혈압과 고지혈증약을 복용 중이다. 나의 소견은 다량의 다이어트약 치료를 중단하는 것이었다. 덧붙여 왜 살을 빼고 싶

냐고 물었다. K는 지금 모습이 못마땅하다고 답했다. 내 눈에 그녀는 이목구비도 뚜렷하고 BMI* 지수도 보통 정도로 보여 굳이 다이어트를 할 필요가 없어 보인다. 그래서 농담조로 애인이 생겼냐고 물었다. 그러자 K는 거울을 보면 자기 얼굴이 예쁘지도 않으며 옛날에 입던 옷도 맞지 않고 몸도 여기저기 아파서 우울하다고 했다. 심지어 이렇게 많은 다이어트약을 먹기 전에 한의원에 가서 침과 한약을 먹고 몸무게를 7kg 줄인 상태라고 고백했다. 그렇지만 이조차도 마음에 들지 않아서 살을 더 빼려고 지인에게 비만 치료를 잘한다는 병원을 소개받아서 갔다는 것이다. 그리고는 다이어트약을 하루 먹고 어지러움과 구토의 부작용이 생긴 상태였다.

그녀의 말을 듣고 있자니 항상 신년 목표가 다이어트였던 내 모습이 겹쳐 보여서 쓴웃음이 났다. 사실 나도 꼭 살을 뺄 만큼의 체중은 아니다. BMI 정상 수치에도 나나 K처럼 많은 사람이 매번 다이어트를 해야 한다고 습관적으로 생각한다. 다이어트 상품 시장 규모가 1년에 10조 원에 달한다「머니S」, 제574호 기사, 2019년 1월고 한다. 우리는 왜 이렇게 살과 전쟁을 벌이는 걸까?

* BMI(Body Mass Index): 키와 체중으로 계산한 대략적인 체질량 지수이다.

동네 병원 인문학

건강을 위해서

내가 처음 살을 빼야 한다고 느낀 것은 고등학교 2학년 때였다. 특별활동 시간에 탈춤을 배웠는데 덩실덩실 추면서 앉았다 일어나기를 반복하니 무릎이 몹시 아팠다. 어머니와 함께 병원에 갔더니 몸무게가 많이 나가면 그런 동작을 할 때 무릎에 무리가 간다는 것이었다. 그 이후 신년 계획에 다이어트가 꼭 포함되었다. 직립하여 사는 인간에게 과체중은 허리와 무릎 관절에 과부하를 준다. 허리와 무릎이 아프다고 병원에 가면 대부분은 꼭 살을 빼라고 이야기하는 것도 같은 이유이다. 내과적으로도 기존 몸무게보다 5kg 정도 감량하면 당뇨, 고혈압, 지방간 치료에 큰 도움이 된다. 심지어 당뇨와 고혈압 초기에는 몸무게를 줄여 약으로 치료하지 않기도 한다.

몸무게를 줄이는 방법에는 여러 가지가 있다. 그중에서 가장 손쉬운 것이 먹는 양을 줄이는 것이다. 『법구경』法句經** 에 나오는, 밥을 너무 많이 먹던 빠세나띠 왕에게 부처님이 주는 처방도 이 방법이다. 2500년 전 꼬살라 국왕 빠세나띠는 엄청난 대식가였다. 빠세나띠는 끼니마다 쌀 두 되 반(약 4.5리

** 『법구경』은 초기 경전의 하나로, 부처님이 깨닫고 만난 사람들의 괴로움을 풀어 주는 게송과 인연 이야기가 담겨 있다.

터)으로 밥을 지어 엄청난 양의 고기 반찬과 함께 먹었다. 이렇게 많이 먹으니 당연히 몸도 뚱뚱했다. 어느 날 왕은 다른 날과 같이 아침밥을 또 많이 먹고 부처님을 뵈러 갔다. 왕은 선원에 와서 설법을 듣다가도 식곤증에 시달려 큰 몸집을 앞뒤로 흔들며 조는 일이 많았는데, 그날도 예외가 아니었다.『법구경 2』, 제15장 행복의 장, 게송 204 꼬살라 국왕 빠세나띠 이야기, 67쪽

　식곤증은 뇌로 가는 피의 양이 충분하지 않아 뇌가 쉬려고 조는 형태로 많이 나타난다. 뇌의 무게는 1.3~1.5kg으로 사람 체중의 2%에 불과하지만, 전체 에너지의 20~25%를 사용한다.「뇌의 구조와 기능」, NeuroBrain 홈페이지 에너지를 전달하는 피가 가장 활발하게 많은 양으로 향하는 곳이 '뇌'라는 뜻이다. 음식을 많이 먹으면 소화기 쪽으로 혈류가 몰려 뇌로 가는 피의 양이 줄어 일시적으로 졸린 증상인 식곤증이 나타난다. 식곤증을 해결하는 방법은 먹는 양을 줄이는 것과 식후에 하는 가벼운 산책이다.

　부처님은 졸고 있는 왕을 보고 말했다. "앞으로 끼니마다 양을 한 홉씩 줄여서 밥을 짓고, 식사 끝에도 마지막 밥 한 숟가락을 남기는 습관을 들여 식사량을 줄여 보세요." 부처님에 대한 신심이 깊었던 왕은 식습관을 개선하라는 부처님의 충고를 바로 받아들이며 먹는 양을 조금씩 줄였다. 음식량을 조절하다 보니 조금 먹어도 배고픔을 느끼지 않게 되었다. 점차

　　　　　　　　　　　　　　동네 병원 인문학

몸무게도 줄고 식곤증도 사라졌다. 이제 부처님 설법을 들어도 왕은 졸지 않게 되었다. 식곤증을 해결하는 두 가지 방법 중 먹는 양을 줄이는 것을 실천한 것이다.

병원에 오는 환자분 중에서도 이 방법으로 두 달 만에 3kg을 감량한 분이 있다. 고혈압약을 복용하는 82세 환자 분은 자꾸 배가 나와 숨이 차다고 했다. 그녀에게 빠세나띠 왕처럼 어제보다 한 숟가락 적게 먹는 방법으로 몸무게를 줄여 보길 권했다. 연세가 있어 무리한 운동이나 갑자기 식사량을 많이 줄이면 위험해서 이런 처방을 내렸다. 환자는 자신이 먹는 식사량을 관찰하면서 규칙적으로 천천히 식사하고 조금씩 배고프지 않을 정도로 음식량을 줄였다. 그랬더니 두 달 만에 나왔던 배가 들어가고 숨 차는 것도 좋아졌다. 이렇게 건강을 위해서는 다이어트가 꼭 필요할 때가 있다.

가장 건강한 다이어트는 자신의 식습관을 살핀 뒤 지금보다 먹는 양을 줄이고 식사 시간을 규칙적으로 하는 것이다. 이 방법은 82세 환자처럼 성실히 한다면 대부분 성공한다. 『동의보감』에서는 습관을 바꾸는 데 최소 21일이 걸린다고 한다. 100일을 꾸준히 하면 거의 모두 원하는 결과를 얻는다. 그 뒤 2년을 지속하면 '이 몸의 상태가 나에게 최선이다'라는 지각이 생겨 자연스러운 생체 리듬이 된다.

더 예쁜 나를 꿈꾸며

사실 현대인이 다이어트를 하는 가장 큰 이유는 더 예뻐지고 싶고 더 젊어 보이고 싶어서이다. 다이어트약을 먹고 부작용이 생긴 환자 K도 그랬다. 그녀는 7kg을 감량했으나 더 많이 빼서 예뻐지고 싶어 무리수를 둔 것이 화근이었다. 그런데 이런 다이어트의 전제는 지금 자신에 대한 부정에서 출발한다. 지금의 나를 부정하는 것은 현재를 결핍된 상태로 보는 것이다. 그러면 더 예쁜 나를 끝없이 원하는 갈애渴愛가 생긴다. 갈애는 원하는 것을 이룬 뒤에도 만족하여 멈추지 못하고 끝없이 커지는 성질의 욕망이다. 즉, 만족할 줄 모르는 욕망이 갈애이다. 불교에서는 이를 바닷물 마시기에 비유한다. 갈증이 날 때 바닷물을 마시면 또 갈증이 나서 계속 바닷물 마시는 것을 그치지 못하는 상태와 같다는 말이다. 이처럼 결핍에서 시작한 욕망은 채워도 채워도 끝이 없는 속성이 있다. 그래서 다이어트가 성공해도 그 목표에서 만족하지 못하고 더, 더, 하다가 결국은 몸이 망가지는 지경에 이른다. 병적으로 다이어트에 집착하면 거식증이 생기기도 한다. 거식증은 음식을 거부하는 아픈 상태이며 심하면 생명이 위험한 상황으로 이어진다.

다이어트를 할 때 대부분은 TV에 나오는 연예인을 모델로 삼는다. 그러나 연예인처럼 된다는 그 자체가 사실 불가능한 일이다. 연예인은 하루 중 많은 시간을 몸과 얼굴을 가꾸는 데 투자한다. 이는 연예인이라는 직업에 동반하는 노동의 일종이다. 그런데 그 결과를 나와 비교하고 '갈애'의 마음을 일으키면 되겠는가? 갈애의 마음은 우리 몸을 스트레스 상태로 만든다. 그러면 전쟁 시 비상식량을 비축하듯이 스트레스를 인지한 몸은 먹은 것을 몸에 축적한다. 오히려 더 살찌게 되는 것이다. 설령 다이어트에 성공해도 완벽해 보이는 연예인과 계속 비교하면서 자신의 어떤 모습에도 만족하지 못하는 비극이 발생하기도 한다. 극단적으로 쇼윈도에 진열된 마네킹 모습과 자신을 비교하면서 끝없이 깡말라 간다.EBS 다큐프라임, 〈내 몸 사용 설명서〉

SNS가 발달한 지금, 우리는 다른 사람이 찍은 예쁜 사진을 보며 무의식적으로 나와 그들을 비교한다. 환하게 웃는 사진 속의 그녀를 보며 나도 그녀처럼 지금보다 더 날씬해지면 저렇게 행복할 것이라고 상상한다. 그러나 사실 SNS 사진 속 그가 정말 행복한지 아닌지 우리는 전혀 알 수 없다. 다이어트와는 완전히 다른 시선으로 뚱뚱한 자기 몸의 역사를 써 내려간 『헝거』에서 록산 게이는 말한다. "내 행복의 기준은 내 몸무게가 아니라 내 몸을 편안해하는 감정임을 배우는 중"록산 게이, 『헝거』, 노지양 옮김, 문학동네, 2024, 363쪽이라고. 그렇다. 행복은

SNS 같은 외부에 있지 않다. 내가 내 몸을 올바르게 보는 자각이 우선 되어야 한다. 누군가와 비교하는 마음으로는 아무리 감량해도 만족할 수 없다.

다이어트 정보는 넘쳐나는데 정답은 없다. 무슨 말인가? 사람의 모습이 다 다르듯이 다이어트 방법도 다 다르다는 뜻이다. 나이도 다르고 사는 환경도 다르고 습관도 다르다. 자신에게 맞는 방법을 스스로 찾아야 한다. 내 경험으로 보면 환자들의 당뇨와 고혈압을 관리하며 체중 조절이 필요한 경우, '식단 일기 쓰기'가 효과적이었다. 내가 무엇을 먹었는지 매일 식단을 기록하면 좋다. 이때 기쁘고 화나는 감정을 같이 관찰하고 운동량과 수면 패턴을 일기에 함께 쓰면 건강한 다이어트를 즐겁게 할 수 있다.

더불어 다이어트를 시작할 때 "나는 왜 살을 빼려고 할까?" 자신의 의도를 물어보면 도움이 된다. 의도가 '자기 몸을 건강하게 하는 것'이라면 대부분 성공한다. 생리적인 균형을 맞추기 때문이다. 식사하며 '먹기 명상'을 하는 것도 큰 도움이 된다. '먹기 명상'은 음식을 먹을 때 핸드폰이나 볼거리들을 멀리하고 오로지 먹는 순간의 감각에 집중하는 것이다. 이렇게 하면 자연스럽게 천천히 먹게 되고 음식과 내가 만나는 기쁨에 오롯이 집중하게 된다. 당연히 적게 먹어도 마음이 충만해지고 건강에도 참 좋다.

부처님도 몸무게를 줄인 빠세나띠 왕에게 말한다. "대왕이여, 건강은 실로 으뜸가는 소유이며, 만족함을 아는 것은 가장 큰 재산이오."『법구경 2』, 제15장 행복의 장, 게송 204 꼬살라 국왕 빠세나띠 이야기, 68쪽 건강에 만족할 줄 안다면 다이어트도 성공할 수 있다. 빠세나띠 왕처럼!

두통,
자기 탐구의
기회

여름휴가를 이용하여 7일 동안 명상센터 봉사를 다녀왔다. 그곳에서 수련생 70명의 식사를 준비하는 부엌 봉사 팀에서 일했다. 부엌 팀 여섯 명의 봉사자 중에서 키가 크고 다부진 체격을 가진 스물여덟 살 청년이 밥과 죽을 담당했다. 그는 자신이 맡은 일을 끝내면 누구나 힘들어하는 설거지를 말없이 와서 도와주곤 해서 팀원들의 사랑을 듬뿍 받았다. 말수가 없던 그가 5일째 아침에 갑자기 집으로 돌아가야 한다고 말했다. 이유는 '특발성 국소 두통'의 증상이 나타나서였다. 그 청년은 서둘러 집으로 떠났다.

그러고 보니 많은 사람이 나이와 상관없이 두통 때문에 괴로워서 병원에 온다. 병원에 온 환자 대부분은 혹시 뇌에 문제가 있는 것은 아닌지 많이 두려워한다. 검사상 특별한 이상이 없는데도 불구하고 사람들은 왜 두통에 시달릴까?

두통, 뇌가 진짜 아픈 것은 아니야!

두통은 이마와 머리, 목덜미에 생기는 통증이다. 환자들은 두통이 나타나면 '머리에서 통증이 느껴지니까, 뇌에 문제가 있는 것은 아닐까?'라고 흔히 걱정한다. 심지어 우리는 두통을 스트레스가 많은 현대인 특유의 만성 질환으로 여기기도 한다. 그런데 사실 두통의 역사는 꽤 오래되었다.

> 두통으로 고통받는 모습은 지난 수천 년 동안 변함없이 다양하게 묘사되고 있고 현생인류의 20만 년사에 어느 세대에서나 경험해 오는 일이다. 환자들은 자신에게 일어나는 증상이 무엇인지 모르면 그 원인이 심각한 뇌 질환이나 생명을 위협하는 무서운 질병은 아닐까 두려워하며 긴 역사 속에 함께 하고 있다.대한두통학회, 『두통학』(2판), 군자출판사, 2017, 3쪽

인류는 20만 년 전부터 두통으로 고통받았다. 머리에 생기는 괴로움이라 뇌에 생긴 질병을 암시하는 것은 아닌지, 죽음이 가까이 온 것은 아닌지, 오랜 세월 두려워했다. 그래서인지 과학이 발달한 현대에도 머리가 아프기 시작하면 일단 겁을 먹는 경우가 많다.

여기서 반전! 두통의 원인이 진짜 뇌 질환인 경우는 드물

동네 병원 인문학

다는 것이다. 내가 진료하는 내과에 내원하는 두통 환자의 대부분이 뇌 CT가 정상이다. 우리 병원은 엘리베이터가 없는 건물의 3층에 있다. 진료를 받으려면 환자는 3층을 걸어 올라와야 한다. 여기서 강조하고 싶은 점은 내 진료실에 들어온 사람들은 자기 발로 3층 계단을 걸어온다는 사실이다. 이것이 바로 뇌가 건강하다는 증거다. 뇌에 문제가 있다면 운동이나 감각에 이상이 생겨 걸어서 계단을 쉽게 올라올 수 없다. 그래서 응급실에 갈 정도의 극심한 통증이 아닌 두통으로 3층을 올라온 환자의 뇌는 대부분 멀쩡하다. 두통이 생겼다고 바로 뇌 문제와 연결해서 너무 두려워할 필요가 없다는 말이다.

그런데 병원에서 전문적인 진단과 치료가 꼭 필요한 두통이 있다. 편두통이다. 우리는 보통 한쪽 머리가 아프면 편두통이라고 생각한다. 그러나 의학적으로는 일상생활에 지장을 줄 정도의 두통과 함께 위장관 증상을 동반해야 편두통이라 진단한다. 이때 편두통 환자 일부는 눈에 빛이 보이는 조짐(aura)이 나타난 뒤 두통을 겪는다. 그리고 위장관 증상인 구토, 구역을 동반하는 것이다. 이런 경우에는 두통이 해소되고도 절반 이상의 환자가 수 시간 동안 언어장애, 불안정감, 무기력함이 나타난다. 때로는 신체적인 피로감을 느끼기도 한다. 이런 특징을 가진 편두통이 지속되면 일상생활의 질이 현저히 떨어지기 때문에 병원에 가서 반드시 진단받고 치료해야 한다. 특히 두통과 함께 현훈(vertigo)이나 근육 일부의 강직(myoclonus) 현상이 동반하면 초기 뇌졸중을 의심할 수 있으므로 정밀검사를 위해 상급병원 방문이 필요하다.

　두통도 통증의 일종이다. 부상이나 염증으로 머리 부위 조직 일부가 손상되면 급성 통증이 생긴다. 이때 두통이 나타난다. 그래서 망치로 머리를 내려치는 것과 같이 갑작스럽게 머리가 쪼개질 듯한 극심한 두통이 나타난 경우는 뇌 부위의 손상을 의심하는 경우라서 검사가 꼭 필요하다. 장기에 염증, 손상과 같은 변화가 일어났다는 것을 두통으로 알려 주기 때문이다. 급성 통증인 경우는 염증이 가라앉고 상처가 아물면 두통도 사라진다. 또한 두통을 호소하는 환자 중 1% 정도는 두개강(뇌가 들어 있는 두개골 안쪽의 공간) 내에 원인이 되는 질환이 있을 수 있으니대한두통학회, 『두통학』(2판), 17쪽 세밀히 진단함이 필요하다. 말하자면 뇌에 실제 이상이 있는 경우가 1%가 되니 두통에 지레 겁을 먹을 필요는 없지만 극심한 두통은 무시하면 안 된다. 그런데 응급 상황이 아닌 두통으로 의원을 찾는 경우는 대부분 만성두통 때문이다. 환자는 두통으로 대학병원에서 뇌 CT나 MRI를 검사하여 괜찮다는 말을 들었지만, 머리가 계속 아파서 종종 의원에 내원한다. 만성두통의 원인은 수백 가지가 된다. 무엇 때문에 두통이 생겼는지 뚜렷이 알 수 없다는 말이다.

동네 병원 인문학

두통, 관찰이 필요해!

만성두통은 '원발두통'原發頭痛이다. 원발두통은 원인이 명확하지 않다는 뜻이다. 사람마다 다른 원인으로 통증을 느끼고 괴로워한다. 두통이 심하면 일단 의사를 만나 병적인 원인을 알아보고 도움을 받는다. 검사 결과 특별한 이상이 없다면 언제 어떻게 두통이 나타나는지 자신을 관찰함이 필요하다.

예를 들면 두통이 나타나는 시간이 아침인지 저녁인지, 잠을 못 잘 정도로 근심 걱정하는 일이 있는지 돌이켜 보자는 것이다. 흔히 아침 두통은 혈압과 관계있고 저녁 두통은 스트레스와 관련이 있는 두통이다. 또 주중에 커피를 회사에서 3잔 이상 먹다가 주말에 커피를 마시지 않아도 두통이 나타난다. 일정하게 들어오던 카페인이 들어오지 않아 주말마다 두통을 느끼게 된 상태이다. 이를 알고 평소 커피양을 줄이거나 주말에도 커피를 마시면 두통이 해결된다. 또 음식을 먹고 체하거나, 특정한 음식에 반응하여 두통이 나타날 수 있다. 이때는 어떤 음식이 두통을 유발하는지 관찰하고 그 음식을 먹지 않으면 된다. 많은 경우 찬 음료를 급하게 마시면 순간 머리가 띵하고 아프다. 갑자기 먹은 얼음의 차가운 온도에 순간적으로 뇌혈관이 수축하여 두통이 나타나는 것이다. 그러므로 찬 음료를 천천히 마시면 좋아진다. 과음한 경우, 다음 날 두통이 나타나기도 한다. 과음하는 습관을 개선하거나 숙취 해소를 위한 충분한 휴식이 필요하다.

이 외에도 일상적인 상황에서 우리는 쉽게 두통을 느낀다. 감기로 머리가 아픈 경우는 수분 섭취를 늘리면 열감이 줄면서 통증도 줄어든다. 또 회사에서 스트레스가 심하거나 기억나지 않는 것을 떠올리려고 해도 머리가 아프다. 이때는 잠시 컴퓨터 작업을 멈추고 눈을 감아 편안한 자세를 잡은 뒤 코끝으로 들어가고 나가는 숨을 1분 동안 세어 본다. 호흡에 집중하며 생각을 멈추면 머리가 맑아진다. 그리고 두통과 함께 목 뒤가 뻐근하면 손을 머리 위로 올리고 기지개를 켜며 크게 스트레칭을 해줌으로써 긴장했던 어깨 근육이 이완되어 두통이 사라질 수 있다.

여기까지 읽으면 의문이 생길 것이다. "도대체 어쩌라는 건가요? 왜 완벽하게 두통을 해결하는 정답이 없어요?" 그렇다! 정답은 없다. 위에 예시를 든 것처럼 어떤 조건, 즉 걱정, 불면, 음식, 긴장 등이 두통을 일으킨다. 서두에 말했듯이 급성두통은 부상이나 염증이 선제 조건이니 전문가인 의사를 만나 이 문제를 의논한 뒤 적절한 방법을 찾아 치료해야 한다. 그러나 모든 검사가 정상인데 계속 아프면 이때는 두통을 일으키는 조건을 살펴야 한다. 너무나도 다양한 상황에서 두통이 생기면, 타이레놀 같은 소염진통제로 통증을 줄여 볼 수

동네 병원 인문학

있다. 이렇게 언제 어떻게 머리가 아픈지 자신을 관찰한 다음, 어떤 약이 나에게 효과가 있는지도 살펴보면 만성두통을 해결하는 데 도움이 된다. 사람마다 아픈 조건과 약의 반응이 달라서 두통이 있는 사람이 자신을 관찰해야 한다는 것이다.

시선을 돌려 『주역』을 한번 보자. 뇌수雷水 해解괘에서 두통을 대하는 올바른 태도를 배울 수 있다. 뇌수 해괘는 문제가 해결되는 방향으로 나아갈 수 있다는 것을 말하고 있다. 문제를 풀려면 그 원인을 알아야 하는데,『주역』의 각 효는 그 시기의 상황과 해결 방안을 은유적으로 함께 제시한다. 예를 들어 해괘의 육효는 "높은 담장 위에서 매를 쏘아 맞히어 잡으니 이롭지 않음이 없다"김주란 외, 『내 인생의 주역』, 295쪽라고 한다. 이는 높은 곳에 오르면 문제점을 발견할 수 있고 그 문제에 집중하면 일은 해결될 수 있다는 뜻이다.

그런데 우리는 어떤 문제에 봉착했을 때 '머리가 아파!'라며 문제를 회피하곤 한다. 얼마 전 〈유퀴즈〉에 법륜 스님이 나와 이런 말씀을 했다. "가끔 자신의 문제가 뭔지 잘 모르면서 질문을 하는 사람도 있다." 문제를 해결하려면 먼저 '문제'가 무엇인지 알아야 한다. 그래서 『주역』의 뇌수 해괘가 말하듯 두통을 일으키는 원인에 대한 관찰이 필요한 것이다. 어떤 조건에서 아픈지는 환자 자신만 알 수 있다. 그리고 이 정보를 전문가와 공유하면 두통이라는 문제를 푸는 데 훨씬 도움이 된다. 즉, 뇌수 해가 말하는 바는 환자와 의사가 함께 협동하면서 이뤄 낼 수 있다.

"두통은 두통을 일으키는 유발 요인을 더 쌓지 말라는 경고 신호이자 내 몸이 스스로를 지키기 위한 SOS 구조 신호이다."양하영, 『두통인류』, 파라사이언스, 2022, 288쪽 문제의 요인을 관찰한 뒤에 '꼭' 필요한 것은 휴식이다. 두통이 "자동조절 시스템의 결과"양하영, 앞의 책, 288쪽일 수 있기 때문이다.

위대한 건강

현대 철학의 이단아로 불리는 니체는 젊은 시절부터 두통을 심하게 앓았다. 니체는 24세에 문헌학으로 바젤 대학 교수로 임명될 만큼 천재였으나, 만성두통과 위장병, 시력 저하로 30세에 교수직을 그만두게 된다. 치료를 위해서 프랑스·스위스·이탈리아에서 요양하면서 유명한 저서 『차라투스트라는 이렇게 말했다』, 『도덕의 계보학』, 『선악의 저편』을 남긴다. 여기서 놀라운 것은 니체가 평생 두통과 함께 살았다는 사실이다. 요양해도 그의 병은 낫지 않았다. "나의 병은 나의 모든 습성을 바꿀 수 있는 권리를 나에게 부여하였다."프리드리히 니체, 『이 사람을 보라』, 박찬국 옮김, 아카넷, 2022

니체는 두통과 복통이 심해 가만히 책상에 앉아 철학적

사유를 할 수 없었다. 이때 그가 택한 방법은 햇빛 속에서 하는 산책이었다. 남프랑스, 스위스의 산과 호숫가를 걸으며 사색하고 글을 썼다. 햇빛을 듬뿍 받으며 신선한 공기를 들이마시는 산책은 두통을 조금이나마 줄여 주었고, 통증을 느끼는 자신에 대해 탐구할 수 있었다. 이를 통해 니체는 병에 대한 인식을 바꾼다. 물리쳐야 할 대상에서 나에게 배움을 주는 기회로! 질병이 몸의 주인이 아니라 내가 몸의 주인이라는 생각의 전환이다. 몸은 질병이 있든 없든 계속 변하며, 변화에 따라 매번 새로운 건강을 만날 수 있다. 60세의 건강이 20세의 건강과 다르듯이. 니체는 늘 아팠지만, 매번 새롭게 사유할 수 있으면 이와 같은 고통도 '위대한 건강'이라고 했다. 아프면서도 지금 여기에 집중할 힘만 있으면 '건강'하다는 역설이다.

우리는 몸 어딘가에 늘 크고 작은 통증을 느끼며 살아간다. 살아 있는 생명이라면 통증은 피할 수 없는 불가항력 사건이다. 그렇다면 니체가 말한 대로 두통은 우리의 습성을 바꿀 권리를 준 것이라고 받아들이면 어떨까. 두통이 일어난 조건을 관찰하고 생활 태도를 변화하는 것이 아픈 내가 할 일이다. 우리도 할 수 있다. 니체처럼 햇빛을 온몸으로 맞으며 산책하고 병에 대해 사유하는 것을. 이렇게 매번 다른 상태의 몸을 받아들이고 지금 할 일을 하는 것, 이것이 '위대한 건강'이다.

면역,
패러다임의 전환이
필요하다!

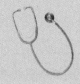

장염에 걸린 42세 여자분이 내원하였다. 세 살 아이 육아와 회사 업무로 스트레스가 많이 쌓인 상태였던 그녀는 잠을 제대로 못 자고 소화도 잘 되지 않던 중 장염에 걸리고 말았다. 그녀는 자신의 장염이 아이에게 전염되지 않는지 물으면서, 아침에 딸이 어린이집에 등원할 때 "엄마, 나 때문에 아파?"라고 물었다는 말을 덧붙이며 흐느꼈다. 아이와 엄마가 서로 걱정하는 마음을 느끼며, 나는 장염은 공기로 전염되지 않으니 아이는 괜찮을 거라고 환자를 안심시켰다. 장염은 대부분 대변을 통해 옮겨지므로 손을 잘 씻으면 전염되기 어렵다.

요즈음 엄마들은 아이들의 면역에 깨끗한 환경이 매우 중요하다고 생각한다. 공기 청정기, 살균 소독기는 기본이고 어린이들은 밖에서 잘 놀지 않는다. 그리고 보면 아파트 놀이터에서 흙을 구경하기 어려워지기도 했다. 그러나 "농촌에서

쫓고 구르며 자란 아이들은 도시에서 깔끔하게 자란 아이들보다 알레르기를 덜 앓는다는 분석"저스틴 소넨버그·에리카 소넨버그, 『건강한 장이 사람을 살린다』, 김혜성 옮김, 파라사이언스, 2016, 104쪽이 나오고 있다. 그럼 과연 먼지 한 톨 없는 환경이 아이에게 무조건 좋은 것일까?

아이가 면역을 획득하는 과정

아이는 태어나기 전 세상의 온갖 균주들로부터 보호받으면서 엄마의 자궁에서 10개월을 보낸다. 자궁 속에 무균 상태로 있다는 말이다. 자궁의 진통이 시작되고 아기는 세상에 나오기 위해 산도를 지나간다. 아기가 산도를 지날 때 만난 산모의 질과 장내 미생물 균주가 신생아의 장에 자리 잡는다. 스탠퍼드 대학에서 미생물과 면역학을 연구하는 소넨버그 부부는 세상의 모든 어머니는 유전자 절반과 함께 장 미생물도 아기에게 물려준다고 말한다. 엄마에게 물려받은 장내 미생물로 아기는 평생의 면역 체계를 구성하며 살아간다는 것이다. 자연 분만을 한 신생아의 장 미생물이 생모의 질과 장 미생물과 비슷했던 이유이다. 아기가 태어나서 제일 먼저 먹는 음식이 모유이다. "모유에는 아기의 생리적 조건에 딱 맞는 항체와 수동 면역력을 부여할 면역 물질이 충분히 들어 있다."저스

동네 병원 인문학

틴 소넨버그·에리카 소넨버그, 앞의 책, 78쪽 그런데 모유 올리고당(Human Milk Oligosaccharides; HMO)이라는 물질이 지방과 락토스 다음으로 모유에 많은 것도 밝혀졌다. HMO는 아기 장에 사는 미생물을 위한 것이다. 모유 수유하는 여성은 자식뿐 아니라 아기 뱃속에 머무는 100조의 미생물 식객까지 대접하는 셈이다. 엄마는 자신도 모르게 수많은 미생물에게도 음식을 나누어 준다. 이 사실을 알고 나서 나는 아기를 잉태하고 낳는 엄마라는 존재 그 자체가 경이롭다고 느꼈다.

자궁 속 무균에서 세상으로 나오는 순간부터 아기는 세상의 모든 것과 함께 살기 위해 학습한다. 그 결과 태어난 지 6개월이 지나면 아기들은 감기를 앓아 기침과 콧물을 달고 산다. 세상에 있는 미생물들과 만나서 면역을 획득하는 과정에 나타나는 부산물 중 하나가 콧물이다. 콧물은 묽은 점액이 코점막으로부터 흘러나오는 현상을 말한다. 1960년대에만 해도 지금처럼 약과 의료 시스템이 발달하지 않았다. 초등학교 입학하는 학생들 가슴에는 콧물 닦는 용도로 수건이 항상 꽂혀 있었다. 콧물이 면역을 획득하는 과정에 생기는 부산물이니 과민하게 걱정할 필요가 없다는 말이다. 5세 이하의 어린이는 코와 귀가 연결된 통로가 평평해서 콧물을 오래 두면 중이염으로 발전하니 잘 치료하는 것은 중요하다. 또 고열이 나거나 심한 설사는 소아에게 위험하니 꼭 병원에 가야 한다.

그러나 열이나 기침 같은 증상이 없이 단순하게 콧물만 나는 것에 놀라 섣불리 판단할 필요는 없다. 어린이집을 다니면서 잘 걸리는 감기는, 아이가 자라면서 세상의 다양한 균들을 만나 자연스럽게 면역을 획득하는 과정으로 생각해도 된다.

물리치거나, 같이 살거나

면역은 우리 몸이 병원체가 침입하지 못하도록 방어하거나 병원체가 침입하더라도 이를 인식하고 저항하는 능력을 말한다. 인문학 공부를 하기 전 나는 우리 몸의 면역 시스템이 나쁜 병원체를 물리치는 것을 최선이라 여겼다. 그런데 '공생'을 공부하면서 나는 면역을 신체가 외부 환경과 만나서 생명을 유지하기 위해 일어나는 반응으로 보게 되었다. 그리고 보니 면역 반응이 국가 간에 일어나는 외교 전략과 비슷한 것 같다. 러시아가 우크라이나를 침공한다면 우크라이나는 자국을 지키기 위해 방어해야 한다. 그 결과가 전쟁이다. 우리 몸에 일어나는 전쟁으로 칼에 베인 상처나 폐렴을 살펴보자. 몸의 면역 시스템은 파괴된 피부를 복구하고 폐에 염증을 일으킨 균을 무찌르기 위해 총력전을 기울인다. 상처로 들어온 병원균은 몸을 해칠 수 있으니 면역 시스템은 최선을 다한다. 필요한 경우 전쟁에서 다른 나라의 원조를 받듯이, 외부에서

동네 병원 인문학

투여한 항생제의 도움도 받는다.

그런데 면역 시스템이 벌이는 사건이 항상 전쟁만은 아니다. 우리 몸에 접근한 외부 미생물이 무엇인지에 따라 평화 유지 전략을 선택하기도 한다. 평화 시의 국가 간의 외교는 어떨까? 나라들이 서로 물건을 교환하고 사람들이 왕래하는 것을 편리하게 한다. 우리 면역 시스템도 이와 아주 유사하다. 외국 사람이 우리와 다르게 생겼다고 적이 아니듯이 우리가 접하는 손바닥, 입안, 생식기 주위 미생물은 대부분 해롭지 않고 건강을 유지하는 데 도움을 준다.

"면역은 몸이 외부 세계와 균형을 이루기 위해 적을 판별하여 물리치고 한편으론 외교 전략을 통해 공생하는 모든 것" 저스틴 소넨버그·에리카 소넨버그, 『건강한 장이 사람을 살린다』, 103쪽을 말한다. 면역계가 유해 미생물로부터 몸을 보호하는 것은 우리에게 잘 알려져 있다. 그래서 많은 이들이 '면역'을 증가시키는 것이 무엇인지 궁금해한다. 그런데 면역계가 매일 미생물과 대화를 나누고 조율한다는 사실은 정말 놀랍지 않은가. 장은 전신 면역계와 연결되어 있다. 그래서 면역계는 장내 미생물이 주는 정보에 따라 어느 미생물을 적으로 인식해야 하는지, 장내 미생물로 남겨 살릴지를 결정한다. 이렇게 면역계는 매일 만나는 미생물과 대화를 나누고 이견을 조율하여 공생한다. 잠시 사족을 붙이자면 장내 미생물 섭취를 환영하는 이유도 이

때문이다. 그래서 시중에 유산균 제품이 많이 나와 있고 사람들도 적극적으로 복용한다. 우리 면역 시스템은 병원균을 죽이기도 하지만, 다양한 미생물과 같이 살기를 선택하기도 한다.

미생물과의 공생

세균이 식물과 동물의 세포에 들어가서 영구적으로 통합되어 색소체와 미토콘드리아로 변했다는 것은 나의 '연속 세포 내 공생 이론'(SET; Serial Endosymbiotic Theory)의 한 부분이다. 그 이론은 이제 고등학교 교과서에도 실려 있다.린 마굴리스,

『공생자 행성』, 이한음 옮김, 사이언스북스, 2007, 25쪽

흔히 우리는 모든 '세균'이 질병을 일으킨다고 생각한다. 아니다! 질병을 일으키는 세균은 따로 병원균이라고 명명한다. 오히려 인간은 세균 덕분에 지금의 몸으로 진화할 수 있었다. 이 사실을 밝힌 것이 린 마굴리스이고, 이제는 정설로 받아들여져 미국 고등학교 교과서에 실린 것이다. 공기를 호흡하고 살아가는 생명은 모두 미토콘드리아라는 기관을 품고 있다. 미토콘드리아는 세포 안에서 에너지를 생산하는 역할을 한다. 즉 세포 내 발전소이다. 그런데 이 미토콘드리아는 '세균'

동네 병원 인문학

이 동물 세포에 들어가서 같이 살게 되면서 영구히 합쳐진 결과물이다. 다시 말하면 세균이 동물 세포에 들어가서 해치지 않고 머물기로 하여 미토콘드리아로 변했다는 것이다. 즉 세균이 동물 세포와 '공생'했다. 세균이 몸에 들어와서 같이 살아 준 덕분에 동물은 공기를 호흡하며 에너지를 사용하고 몸집을 불릴 수 있었다.

그녀는 한 걸음 더 나아가 공생이야말로 생명이 진화하는 원천이라고 한다. 생태계 전체로 보면 큰 변화가 없어 보이는 시기에 생명은 세포 차원에서 여러 미생물을 받아들이며 공생이 이루어진다는 것이다. 세포 차원에서 일어나는 일이라 거시적으로 보면 아무 일도 일어나지 않았다고 보일 수 있다. 그래서 우리는 진화를 대부분 기간에는 잠자코 있다가 갑자기 진행하는 식으로 인식한다. 사실은 변화가 없어 보이는 시기에 '공생'이 일어나서 진화적 새로움을 낳는다는 것이 린 마굴리스의 이론이다.

'공생'共生(symbiosis), 서로 다른 종이 물리적으로 접촉하며 살아가는 방식을 말한다. 공생 발생은 서로 다른 개체들을 하나로 묶어서 더 크고 복잡한 존재를 만든다는 것이다. 린 마굴리스에 따르면 "공생은 자연스럽고 흔하다. 우리는 공생의 세계에 살고 있다".린 마굴리스, 앞의 책, 28쪽 지구상의 동물들이 미생물과 상호작용하는 공동체를 이룸으로써 개체성을 출현

시켰다는 것이다. 그녀는 수많은 미생물과 공생한 결과 진화의 무대에 신인으로 등장한 것이 인간이라고 한다. 단순히 물리쳐야 할 적이라고 생각했던 미생물이 지금의 나를 있게 했다니! 린 마굴리스의『공생자 행성』을 읽고 인간인 나는 눈에 보이지 않는 미생물에게 감사하며 겸손해졌다.

사실 입안에, 손바닥에, 눈썹에는 세균과 동물 공생자들이 우글거리고 있다. 단지 우리가 인지하지 못할 뿐이다. 비누로 손을 씻어도 여전히 남아 있는 미생물들이 피부를 건강하게 만드는 일등 공신이다. 우리의 건강이 피부, 호흡기, 소화기관에 사는 눈에 보이지 않는 미생물 덕분이다.

적당히 깨끗하고, 적당히 더럽기

인간 몸의 실상은 미생물과 함께 사는 복합체로서 존재한다. '깨끗하고 단일한 내'가 있다는 생각 자체가 환상이다. 그런데 '깨끗하고 단일한 나'를 상정하면 외부 환경을 적으로 간주하고 과도하게 청결에 집착하게 된다. '밖은 더러워' 하는 무의식이 작동한 것이다. 이 기저에는 근대 교육에서 배운 위생관념, '청결, 무균, 살균해야 병에 걸리지 않는다'가 자리 잡고 있다.

그러나 지나치게 깨끗한 환경은 장내 미생물과 외부의

동네 병원 인문학

세균이나 환경에 떠다니는 미생물과의 접촉을 뜸하게 만들어 면역 체계를 예민하게 만들었다. 그래서 사소한 미생물의 침입에도 면역계가 과도하게 반응하게 되었다. 덕분에 요즘 세상은 아토피, 알레르기가 점점 흔해지고 있다. 지나치게 깨끗한 환경이 오히려 독이 됐다. 그래서 사소하게 지나쳤어도 되었던 먼지 한 올이나 작은 미생물에게 면역계가 정신을 못 차리고 예민하게 전쟁을 벌인다. "미생물 노출 기회를 효율적으로 뺏을수록 대규모 집단 내 자가 면역질환의 유병률이 높아진다는 것"_{저스틴 소넨버그·에리카 소넨버그, 『건강한 장이 사람을 살린다』, 104쪽}은 학계에서도 인정하는 사실이다.

면역에 좋은 것은 적당히 깨끗하고 적당히 더러운 환경이란 말이다. 극단적인 청결과 최악의 더러움을 피하면 된다. 세상에 태어나 공기를 처음 마시며 "응애, 응애" 하고 운 뒤부터 노년을 지나 죽을 때까지, 우리 몸의 면역 체계는 계속 변하는 세상과 끊임없이 소통하며 평화를 유지한다. 양쪽 다 죽을 수 있는 전쟁은 우리 몸이 피하고 싶은 선택지이다. 다양한 노출이 면역에 좋다. 그래야 '건강'하게 별일 없이 잘 살 수 있다.

일상에서
죽음
명상하기

42세 여성 S가 진료실에 들어왔다. S의 얼굴이 걱정으로 가득하다. 어디가 아픈지 묻는 말에 그녀는 울먹이며 대답했다. 아침에 일어나니 오른손이 저렸고 감각도 이상하게 느껴진다는 것이다. 그러면서 환자는 인터넷을 찾아보니 뇌에 문제가 있으면 그렇다는데… 하며 말끝을 흐렸다. 꼼꼼히 그녀를 진찰하니 혈압도 정상이고 맥박도 규칙적이며 신경학적 테스트도 이상이 없었다. 그래서 뇌에는 특별히 나쁜 징후가 없다고 말했다. 그러자 그녀는 조심스럽게 "최근에 젊은 회사 동료가 머리가 아파서 응급실에 갔어요. 그런데 이틀 뒤에 그가 죽었다는 소식을 들었어요"라며 근심스럽게 말했다.

S는 오른손이 저린 것이 뇌의 질환과 연관이 있다고 여겼다. 그 생각은 급기야 두통이 있었던 젊은 동료의 죽음을 떠올리면서 자기 뇌에 큰 문제가 생긴 것은 아닌지 염려하는 생

각으로 이어졌다. 나는 다시 한번 검사 소견을 말하며 손이 저린 현상이 현재 환자분의 뇌하고는 연관이 없다고 진단하며 그녀를 안심시켰다.

그리고 그녀에게 물었다. 혹시 죽는 것에 대해 생각해 본 적이 있느냐고. 그랬더니 그녀는 놀란 표정으로 자신은 아직 젊은데 그런 생각을 왜 하겠냐며 반문했다. S는 불과 몇 분 전에 자기 입으로 젊은 회사 동료의 죽음을 언급했지만, 자신은 죽음과 별개라고 생각하는 것만 같았다. 이렇게 우리는 모두가 죽는다는 것을 알고는 있지만, 막상 그 죽음을 자신의 문제로 생각한 적은 거의 없다. 죽음에 대해 말하는 것을 터부시하며 S처럼 죽음을 외면하는 경향을 나타낸다. 이런 마음은 어디에서 비롯된 것일까? 『법구경』을 한번 읽어 보자.

왜 죽음을 외면할까?

우리가 죽음을 외면하는 것은 죽음이 두렵기 때문이다. 무엇이 두려운 것일까? 현재 살아 숨 쉬며 생각하는 나란 존재가 죽음의 상태에 들어가면 완전히 소멸한다는 시각이 두려움을 불러일으킬 수 있다고 가정해 보자. '나'라는 것이 있을까? 우리는 몸, 느낌, 생각, 의도, 인식을 통해 고정된 '나'라는 주체가 있다고 여긴다. 그리고 이 '내'가 독립적이고 영원불멸하기

동네 병원 인문학

를 원한다. 그래서 만약에 '내'가 죽는다면 고정되고 불변한 '내'가 사라진다고 생각하여 두려워하는 것이다.

그런데 『법구경』에서 부처님은 고정되고 변하지 않는 '나'는 없다고 말한다. 현대 양자역학에서도 '변하지 않는 나*는 없다고 밝혀졌다. 우리는 흔히 '나'라는 존재가 엄마, 딸, 의사, 이여민(자신의 이름)이라고 생각한다. 그러나 이것들은 모두 관계 속에서 붙여진 사회적 역할에서 비롯된 이름이다. 관계가 바뀌면 이 이름들은 언제든지 달라진다.

특히 발전한 의료기술 덕분에 건강하게 오래 사는 것이 가능한 현대인은 몸에 많이 집착한다. 지나친 성형, 다이어트, 영양제 복용은 모두가 아름답고 건강한 몸이 영원히 지속하기를 원하는 마음에서 비롯된다. 부처님은 『법구경』에서 아름다운 케마 왕비와 최고의 미녀 시리마를 통해서 계속해서 건강하고 아름답기를 바라고 있는 우리 몸의 실상에 대해 알려준다. 케마 왕비는 이 세상에 자신보다 더 아름다운 사람은 없다고 생각했다. 왕비는 총명했지만, 자존심이 강하고 교만함의 정도가 심했다. 어느 날 부처님이 케마 왕비에게 그녀보다 더 아름다운 여인들을 보여 주자, 자신이 가장 아름답다는

---

* 독립된 주체로서의 나는 없다. 양자적 얽힘, 즉 상호 얽힘의 존재이다.(브라이언 그린, 『우주의 구조』, 박병철 옮김, 승산, 1998, 183쪽)

생각이 틀렸다는 것을 알았다. 그때 부처님은 젊고 아름다운 여인들을 늙은이로 변하게 했다. 총명한 왕비는 그 광경을 보고 '아, 저렇게 아름다운 모습도 결국은 늙어 죽는 것이로구나. 참으로 물질로 구성된 이 몸은 영원한 것이 못 되는구나' 『법구경 2』, 거해 스님 편역, 샘이깊은 물, 2003, 365쪽 하고 깨닫게 된다. 이때 부처님은 몸에 대해서 다음과 같이 말한다.

> 왕비여, 그대는 몸의 아름다운 모습을 참된 것으로 잘못 생각하고 있도다. 자, 이제 몸이란 영원하거나 참된 것이 아니라는 것을 알았는가? 왕비여, 그대는 마땅히 사대오온四大五蘊*으로 구성된 이 몸을 질병과 더러움이 흐르는 것으로 볼지니라. 오직 어리석은 자들만이 그런 육신에 집착하여 육신을 구하고자 갈망을 일으키느니라. 『법구경 2』, 365쪽

몸은 정지되어 있지 않다. 우리 몸의 세포는 매 순간 변화하고 있다. 사람의 몸은 하루에 약 3,300억 개의 세포가 새로 만들어지고 사라진다. 그렇다면 사람의 몸은 초당 380만 개

---

* 사대(四大)는 물질을 구성하는 4가지 요소인 지·수·화·풍(地·水·火·風)을 말한다. 오온(五蘊)은 색수상행식(色受想行識), 인간을 구성하는 몸인 색(色)과 정신인 수상행식(受想行識)을 합쳐서 이르는 말이다. 수(受)는 느낌, 상(想)은 생각, 행(行)은 의도, 식(識)은 인식을 의미한다.

이상의 새로운 세포를 만들어 내며 이전의 세포를 교체한다. 『사이언스타임즈』, 2021.1. 26. 기사 꽃이 시드는 것처럼 젊었을 때의 탐스럽고 탄력 있던 몸도 세월이 지나면 물 빠진 주머니처럼 늘어지고 대나무 줄기처럼 뻣뻣해진다. 하지만 현대인은 이와 같은 자연의 순리를 잊은 채 젊고 아름다웠던 몸에만 집착한다. 젊은 상태로 유지되기를 바라는 몸이 늙어 가니 불안하고 우울해질 수밖에 없다. 예쁜 몸이 영원하기를 기대하는 마음이 두려움을 만드는 것이다.

『법구경』에는 너무나 아름다운 몸을 가진 시리마 이야기도 있다. 사람들은 그녀와 하룻밤을 지내려고 거금을 준비해 줄을 서서 기다릴 정도였다. 그런데 그녀가 갑자기 죽었다. 부처님은 그녀의 시체를 치우지 못하게 했다. 사람들은 그녀의 아름다웠던 몸이 썩어 악취를 풍기며 구더기가 모여들고 뼈가 하얗게 드러나는 것을 보았다. 부처님은 인간이 집착하는 아름다운 몸일지라도 피부 거죽을 벗기면 그 속에 고름이 흐르고 '많은 뼈로 받쳐져 있는 질병의 주머니'『법구경 1』, 거해 스님 편역, 샘이깊은물, 2003, 528쪽가 실상임을 말한다. 아름다운 꽃잎도 시간이 지나면 떨어져 거름이 되듯이 사람의 몸 또한 늙고 병들고 죽는 것은 당연한 일이다. 몸이란 것이 본디 무상하게 변하니 탐하고 집착할 바가 없다는 것이다.

몸은 이처럼 아름답기만 한 것도 내 마음대로 통제되는

것도 아니다. 또한 "이 몸은 영원하지도 않고 견고하지도 않" 『법구경 1』, 528쪽다. 몸을 이루는 세포는 6개월마다 거의 모두 바뀌니 고정되어 있지도 않다. 부처님은 아름다운 몸에 집착했던 케마 왕비와 시리마 이야기를 통해 "몸은 무상하게 변하는 것이니 참된 것"이 아닌 것을 알고 몸에 의지하지 말라 한다.

그런데 우리는 부처님이 말하는 몸의 실상을 잘 떠올리지 못한다. 건강을 보장해 준다는 각종 광고와 아름다움을 젊게 지속할 수 있다는 상품에 노출되어 있기 때문이다. 그러다 보면 자연스레 젊고 건강하게 몸을 가꾸는 것이 영원히 가능하다고 여기며 많은 시간과 돈을, 이를 위한 행위에 소비한다. 이런 집착이 몸의 사소한 변화에도 불안함을 느끼게 만든다. 젊고 건강한 몸이 변하지 않기를 바라면, 죽음은 만나고 싶지 않은 두려움의 대상이 된다. 그래서 우리 삶에서 유일하게 확정적인 일인 '죽음'을 외면하고 사는 것이다. 이런 우리들에게 울림을 줄 수 있는 이야기가 있다. 『법구경』에서 어린 나이에도 죽음을 매일 사유한 16세 소녀의 이야기이다.

죽음을 직면하는 삶

부처님이 알라위 국의 어느 마을에 초청을 받아 법문할 때의 일이다. 이때 부처님은 마을 사람들에게 죽음에 마음을 집중하는 수행을 간곡히 권하셨다.

내 생명은 확실하지 않으나 죽음만은 확실하다. 인간의 생명
은 매우 불안정한 데 비해 죽음만은 확정된 진실이다.『법구경
1』, 613쪽

부처님은 지금 죽음을 수행하지 않는다면 죽음의 순간에
"두려움에 떨며 소리 지르거나 정신을 잃게 된다고"같은 책, 612
쪽 했다. 그렇지만 언제든 죽을 수 있다는 "진실을 받아들이고
인정하여 수행하면 죽음의 순간에 두렵거나 불안하지 않게"
된다고 말한다. 죽음을 수행하면 "고요하고 안정된 마음으로
편안하게 죽음을 맞이할 수 있다"라는 것이다. 그런데 부처
님 설법을 들은 마을 어른들은 세상살이에 바쁘고 자기 생업
에 매달려 부처님 법문에 주의를 기울이지 않았고 수행도 하
지 않았다. 다만 이제 나이 열여섯이 된 길쌈하는 소녀 하나
만이 부처님 말씀을 심각하게 받아들여 죽음에 대한 마음 집
중을 열심히 수행했다.같은 책, 613쪽 몇 년 뒤, 부처님은 마을을
다시 방문하여 소녀에게 "너는 어디서 왔느냐?" "너는 어디로
가느냐?" "너는 알지 못하느냐?" "너는 알고 있느냐?"고 질문
한다. 알쏭달쏭한 부처님의 질문들에 소녀는 어떤 대답을 했
을까? 소녀는 "자신이 어느 과거 전생에서 왔는지 모르고, 죽

으면 어디로 가는지도 모른다"라고 답한다. 또 나머지 질문에 "본인이 언젠가는 꼭 죽는다는 사실은 알고 언제 죽을지는 모른다"라고 또박또박 대답하고는 영문을 모르는 대중들을 위해 설명까지 해준다.

『법구경』에 나오는 이 16세 소녀처럼 언제 죽을지는 모르지만, 인생의 끝에는 '꼭' 죽음이 온다는 사실을 매일 생각하는 것이 바로 '죽음 명상'이다. 동시에, 몸과 마음이 항상 변하고 있고 집착할 만한 대상이 아니라는 점을 일상에서 관찰하는 것도 '죽음 명상'이다. 죽음을 명상하면 과거는 흘려보내게 되고 미래에 대한 걱정은 줄어들며 '지금' 하는 일에 집중할 수 있다. 소녀는 북실을 감고 공장工匠에서 일하는 아버지를 도우면서도 이 주제를 잊지 않고 열심히 수행했다. 부처님의 말씀을 듣고 매일 죽음을 명상했던 소녀는 비록 열여섯 살의 어린 나이에 죽음을 맞이했지만 평화롭게 죽는다.

죽음 명상은 꼭 나이가 들어서 하는 것이 아니다. 죽음은 반드시 오지만, 언제 올지 모르고 나이 순서대로 오는 것도 아니기 때문이다. 젊거나 지위가 높다고, 재물이 많다고 해서 죽지 않는 것은 아니다. 그러니 죽음에 대한 명상은 누구든지 어느 때나 해야 한다. 죽을 때는 모두 빈손으로 간다. 죽음이 왔을 때는 그 어떤 재물이나 지위, 젊음도 아무 소용이 없다. 죽음 앞에서 가족이나 친구가 도움을 줄 수는 있지만, 오직 자신만이 홀로 죽음을 맞이해야 한다. 『법구경』에 나오는 왕이나 부자, 미녀들의 이야기는 이 세상의 부귀영화가 아무리 좋아 보여도 결국은 사라지는 허깨비 같은 것임을 우리에게 보여 준다. 또 소녀의 이야기는 죽음 명상을 통해 삶의 본질적인 모습인 무상함을 언제나 염두에 두고 수행하면 죽음에 대한 두려움이 사라질 수 있다는 것도 알려 준다.

매일 죽음 명상하기

나는 S와의 대화가 길어지며 어느 정도 마음이 가라앉는 느낌을 받았다. 이때 죽음에는 순서가 없다고 말했다. S처럼 우리는 대부분 나이 들어서 죽는다고 생각한다. 그러나 주변을 잠시만 둘러봐도 병으로 또는 사고로 나이와 상관없이 죽는 경우를 무수히 본다. 나는 S에게 "오늘 하루만 살고 내일 죽는다면 오늘 무엇을 할 수 있는지 생각해 보면 좋을 것 같아요" 하고 말했다. '죽음'을 사유해 보라는 말에 그녀는 깜짝 놀라 눈이 동그래졌다.

　나는 죽는 것이 당연하다는 생각은 죽음에 대한 불안뿐만 아니라 건강에 대한 염려도 줄일 수 있다고 그녀에게 설명했다. 불안은 미래에 대한 기대와 두려움이 깔려 생긴 감정이다. 그런데 죽는 것이 확실하다면 일단 기대와 두려움을 내려놓기 때문에 불안이 줄어든다. 그리고 지금 할 일이 무엇인지 생각해 볼 수 있다. 죽음을 앞두면 건강, 돈, 명예, 성적 등에 집착하거나 누군가를 미워하면서 시간을 보내지는 않는다. 곧 죽는다는 것을 알고 이를 받아들이면 일상에 좀 더 집중하는 삶을 살 수 있다. 지금 내 옆에 있는 사람들과 산책한 뒤 식사하며 대화를 나누는 작은 일에도 감사하게 된다. S는 건강한 사람이다. 질병에 대한 불안을 떨쳐 버리고 오늘 하루를 행복하게 살기를 바라는 마음으로 '매일 죽음 명상하기'를 처방했다.

죽음의 현장에 가장 가까이 있는 사람은 의사이다. 그래서 의사는 죽음을 자주 맞이하니, 죽음에 대해 무디다고 사람들은 생각할 수 있다. 그러나 의사라고 해서 어떤 죽음에 대해서도 담담하기는 어렵다. 의사라고 누구나 겪는 죽음에 대한 두려움이 특별히 다르지 않다는 말이다. 특히 나는 수련의 시절에 응급실에서 다양한 죽음을 목격해서 그런지 죽음이 항상 두려웠다. 그래서 『법구경』에서 16세 어린 소녀의 죽음 명상이 남다르게 다가왔다. 이후로 나는 죽음에 대해 자주 명상하게 되었다. 누구나 죽고 언제 죽을지 모르는 죽음은 두려워할 대상이 아니라 무상無常을 수행할 수 있는 주제였다. 죽음을 명상하고 고전을 읽으며 나는 자연의 순리인 죽음을 편안하게 생각할 수 있게 되었다. 이제 죽음에 대한 걱정보다 어떻게 살지를 더 숙고한다. 이런 경험을 바탕으로 환자에게 "누구나 죽지만, 지금 죽은 것은 아니지 않은가. 미리 염려하지 말고 현재를 충실히 살자"라고 한다.